Alexander Kaul

Kann das mal einer machen?

Alexander Kaul

KANN DAS MAL EINER MACHEN ?!

Strukturen für einen stressfreien Praxisalltag

QUINTESSENCE PUBLISHING

Berlin, Barcelona, Chicago, Istanbul, London, Mailand, Moskau, Neu Delhi, Paris, Prag, São Paulo, Seoul, Singapur, Tokio, Warschau

Der Autor bittet um Verständnis, wenn er im Folgenden fast immer das generische Femininum verwendet und von MitarbeiterInnen, ArbeitnehmerInnen, ÄrztInnen, PatientInnen etc. spricht. Lieber Mitarbeiter, lieber Arbeitnehmer, lieber Arzt, lieber Patient etc.: Fühlen Sie sich bitte in gleicher wertschätzender Weise angesprochen.

Und noch ein Hinweis vorab: Für alle hier erwähnten Regelungen und Vereinbarungen übernehme ich keinerlei juristische Garantie. Ziehen Sie bei allen Vertragsangelegenheiten immer Ihre persönliche PraxisjuristIn zu Rate.

Bibliografische Informationen der Deutschen Nationalbibliothek
Die Deutsche Nationalbibliothek verzeichnet diese Publikation in der deutschen Nationalbibliografie; detaillierte bibliografische Daten sind im Internet über <http://dnb.ddb.de> abrufbar.

QUINTESSENCE PUBLISHING DEUTSCHLAND

Postfach 42 04 52; D–12064 Berlin
Ifenpfad 2–4, D–12107 Berlin

Lektorat: Dr. Jürgen Schebera, Berlin
Covergestaltung: Valeri Ivankov, Quintessenz Verlags-GmbH, Berlin
Layout und Herstellung: Janina Kuhn, Quintessenz Verlags-GmbH, Berlin

ISBN: 978-3-86867-359-3
Printed in Croatia

Vorwort

Als ich 2007 unsere jetzige Praxis übernahm, war sie eine Einbehandlerpraxis mit zwei Behandlungszimmern. Nach einer Renovierung und Digitalisierung half mir eine externe Praxismanagerin dabei, ein hilfreiches Ordnersystem in die Praxis einzuführen. Ebenso unterstützte sie mich in den Bereichen Wirtschaftlichkeit und Behandlungskonzept. Nach einem Jahr erweiterte ich die Praxis um ein Prophylaxezimmer. 2009 verstärkte meine Frau als Kinderzahnärztin die Praxis. Der Erfolg der Kinderzahnheilkunde ließ uns 2011 dazu aufbrechen, auch die frei werdende Etage über der damaligen Praxis zu mieten und die Praxisfläche zu verdoppeln. Somit ergab sich die Aufteilung in eine reine Erwachsenenpraxis im Parterre und eine Zahnarztpraxis für Kinder im ersten Obergeschoss.

Dieser Fortschritt brachte zugleich eine Erhöhung der Mitarbeiterzahl mit sich. Zu Beginn war mir und meiner Frau nicht bewusst, wie viel Zeit das Personalmanagement, das betriebswirtschaftliche Rechnen, der Aufbau und die stetige Organisation einer funktionierenden, internen Unternehmensstruktur letztendlich verschlingen würde. Als wir zwischenzeitlich bei insgesamt 24 MitarbeiterInnen angelangt waren, wurde uns vermehrt bewusst, dass wir nur noch begrenzt das Ohr am Team hatten. In der Folgezeit haben wir uns deshalb mit UnternehmerInnen und UnternehmensberaterInnen getroffen, um zu lernen, wie man ein wachsendes Unternehmen führt, denn im Studium der Zahnmedizin erfährt man weder etwas über Mitarbeiterführung, noch etwas über Wirtschaftlichkeit.

Wie viel Kraft und Energie uns das tägliche Management abforderte, merkten wir schnell in anderen Bereichen. Uns fehlte Zeit für Kreativität, unser Privatleben und unsere sonst so positive Grundeinstellung litt ebenfalls etwas unter dem täglichen Ballast. Es musste sich etwas ändern!

Ein Blick über den Tellerrand und die Teilnahme an Unternehmer-Seminaren fernab der Zahnheilkunde waren ein erster Schritt in eine neue Richtung. Zusätzlich unterhielten wir uns mit InhaberInnen großer Unternehmen. Anfänglich dachten wir, dass wir möglicherweise einen Fehler in der Auswahl unserer MitarbeiterInnen oder in deren Führung gemacht hätten, konnten jedoch in unseren Gesprächen schnell feststellen, dass wir mit unseren Problemen nicht allein waren. Egal ob eine große Weltfirma, ein lokales mittelständisches Unternehmen oder der kleine Drei-Mann-Betrieb, alle stöhn(t)en über die Einstellung einiger ihrer Angestellten. In diesen Gesprächen lernten wir zudem sehr viel über die Eigenheiten verschiedener Generationen. Sollten Sie die Möglichkeit haben, einen Vortrag einer SozialwissenschaftlerIn zu diesem Thema zu hören, nehmen Sie diese Möglichkeit unbedingt wahr. Sie werden plötzlich verstehen, warum Ihre 50-jährige Fachangestellte nicht mit Ihrer Auszubildenden klar kommt und warum die Auszubildende auch Ihnen als ChefIn Widerworte gibt.

Für uns als Vertreter der X-Generation (zwischen 1965 und 1979 Geborene) ist es schwer, das Vorgehen anderer Generationen zu verstehen. Aber wir lernen damit umzugehen, dass wir uns nicht mehr vorbehaltlos auf gewisse MitarbeiterInnen verlassen können. Jüngere MitarbeiterInnen aus der Y-Generation (im Zeitraum von etwa 1980 bis 1999 Geborene) bauen z. B. häufig keine innige Bindung mehr zum Unternehmen auf. Es ist normal, nach vier bis fünf Jahren das Unternehmen zu wechseln, weil es langweilig wird, und sie denken, sich anderweitig besser weiterentwickeln zu können, etc. Dass sie selbst auch nach einer Weiterbildung oder anderen Aufgaben fragen könnten, kommt ihnen dabei oft nicht in den Sinn. Dann muss etwas Neues her und der Arbeitsplatz wird gewechselt. Für diese Generation bedeutet eine Kündigung also nicht unbedingt, dass der jetzige Arbeitsplatz schlechter geworden ist. Es kann auch einfach nur die einkehrende Routine sein, die ihnen die Anstellung langweilig und uninteressant erscheinen lässt.

Mein aus den Weiterbildungen erlangtes Wissen habe ich in eine Präsentation für die nächste praxisinterne Fortbildung gesteckt. Und was meinen Sie, was passierte? Keinerlei Widerworte! Kein Aufstand! Fast alle haben zugehört, gelacht und gesagt: Das stimmt! So sind wir!

Trotz aller neuen Erkenntnisse war unser Problem „Mitarbeitermanagement frisst Energie“ natürlich noch nicht automatisch gelöst. Dennoch half uns das Wissen, dass dies ein generelles Unternehmerproblem und kein persönliches, oder einem Berufszweig vorbehaltenes Problem ist.

Unser damaliger Lösungsansatz war der langsame „Rückzug“ aus der Front der Teamführung. An unserer Stelle sollte jemand aus den eigenen Reihen als Bindeglied zwischen unseren MitarbeiterInnen und uns als Praxisinhabern fungieren. Dafür beförderten wir zwei MitarbeiterInnen aus dem aktuellen Team zu PraxismanagerInnen mit verschiedenen Aufgabenschwerpunkten. Diesen „Rückzug" konnten wir natürlich nur antreten, weil wir uns entschieden haben, dass wir als Leitung nicht jedes kleine Problem wissen und selbst lösen müssen. Wir haben das Vertrauen aufgebracht, diese Aufgabe an eine fähige, autorisierte MitarbeiterIn zu übergeben.

Ein wichtiger Schritt! Bisher kamen wir uns oft wie eine „Problemlösungsmaschine" vor. Wir hatten den Eindruck, dass sich unsere MitarbeiterInnen selbst keine Gedanken mehr über mögliche Lösungen machten. Ist ja auch viel einfacher, direkt zu uns zu kommen und nach einer Lösung zu fragen. Diese Tatsache nagte nicht nur an unserer Energie, sondern führte im Laufe der Zeit auch zu Persönlichkeitsverärgerungen unsererseits. Alles drängte auf eine Veränderung! Der ausschlaggebende Punkt war schließlich ein Anruf, der uns auf dem Rückflug aus unserem Urlaub erreichte. „Chef, ich wollte Ihnen nur sagen, dass wir ab morgen kein Anästhetikum mehr haben. Wir haben schon die ganze Woche bemerkt, dass es immer weniger wurde und keine Lieferung ankam. Jetzt sind nur noch drei Ampullen da. Ich wollte Ihnen das jetzt schnell sagen, damit Sie sich noch drum kümmern können!" Sie können sich vorstellen, dass unsere im Urlaub erlangte Entspannung bereits vor der Rückkehr in den Berufsalltag schlagartig wie weggeblasen war.

An dieser Stelle möchte ich betonen, dass es glücklicherweise auch Ausnahmen gibt. Dieses Buch darf keineswegs als pauschale Verurteilung aller MitarbeiterInnen angesehen werden! Es enthält lediglich Anekdoten zu Erfahrungen mit Angestellten und „Erlebnisberichte" von KollegInnen, die als Anreiz dienen können, etwaige Probleme in einem Unternehmen aufzuspüren und zu lösen. Das bedeutet im Klartext: Nicht jede MitarbeiterIn verfügt über Einstellungen, wie ich sie hier in diesem Buch beschreiben werde. Diejenigen Angestellten, die dieses Buch aus freien Stücken in die Hand nehmen und es lesen, gehören höchstwahrscheinlich nicht zu dem hier beschriebenen Personenkreis. Und diejenigen, die dieses Buch lesen und sich ungerecht behandelt fühlen, bitte ich: Wenn Sie nicht zu dem hier beschriebenen Personenkreis gehören, ziehen Sie sich den Schuh einfach nicht an!

Inzwischen ist unser Team wieder etwas kleiner geworden. Von drei angestellten ZahnärztInnen haben wir auf eine zusätzliche Zahnarztstelle reduziert. Nicht ganz selbstständig. Denn wundern Sie sich nicht, wenn es auch examinierten Zahnärztinnen passiert, plötzlich und ungewollt schwanger zu werden. Sie sollten also nicht enttäuscht sein, wenn Sie sich nach einem gemeinsamen Arbeitstag mit Ihrer angestellten Zahnärztin mit „Schönes Wochenende" verabschieden und eine Stunde später einen Anruf erhalten wie: „Hallo Chef, ich habe eine gute und eine schlechte Nachricht! Die Gute ist für mich, ich bin schwanger, und die schlechte ist für Sie, sie haben jetzt Stress, denn ich bin raus!".

Auch unsere Belegschaft ist kleiner geworden. Wir mussten unsere Praxiszeiten jedoch nur geringfügig ändern. Für Sie klingt das nach Rückschritt? Ich kann Ihnen versichern, dass es uns damit wesentlich besser geht. Der Stress ist geringer geworden und es macht wieder Spaß zu arbeiten. Ab einer gewissen Unternehmensgröße rückt der eigentliche Beruf einfach merklich in den Hintergrund, weil man viel zu sehr mit der Führung des Teams beschäftigt ist. Man löst plötzlich nur noch Probleme anderer. Eine Aufgabe, die wir uns bei unserer Berufswahl und auch bei der Absicht, selbstständige Unternehmer zu werden, nicht primär ausgesucht hatten. Und dennoch stellt das Management der Mitarbeiter für uns mit Abstand die größte Herausforderung im Praxisalltag dar.

Wenn Sie dieses Buch nun lesen, bekommen Sie unsere subjektiven Gedanken und Lösungsansätze vermittelt. KollegInnen, die ich um das Probelesen des Manuskriptes bat, sagten oft: „Du sprichst uns aus der Seele!". Denn jede InhaberIn ist auf der Suche nach der besten Lösung für ihr Unternehmen. Das sind natürlich von Praxis zu Praxis unterschiedliche Lösungen. Und dennoch: Vielleicht erhalten Sie hier den einen oder anderen Tipp, um mit unserer Grundidee ebenfalls glücklicher und stressfreier zu werden. Wie unsere Grundidee lautet? *„Der Laden muss laufen, auch wenn die Chefs abwesend sind!"*

Daran arbeiten wir täglich! Und es funktioniert. Seitdem wir unseren Praxisalltag glasklar geregelt haben, sind Verärgerungen über MitarbeiterInnen extrem gesunken. Diese, für alle Angestellten jederzeit zugänglichen, klaren Regelungen haben zudem erheblich zur positiven Stimmung im Team beigetragen. Aus dem einfachen Grund, da nun jede MitarbeiterIn weiß, was ihr zusteht und was nicht. Durch diese einheitlichen Normen fühlt sich nun kein Teammitglied mehr persönlich benachteiligt. Ein respektvolles, harmonisches Arbeiten zwischen Praxisleitung und Team ist die Folge unserer neuen Praxisstrukturierung.

Inhalt

Nur ein Satz

„Kann das mal einer machen?!“ Ein Satz, der in unserer Praxis sehr oft gefallen ist und letztlich dazu geführt hat, dass meine Frau und ich uns nach dem „Warum“ gefragt haben.

Als wir schließlich über diesen Satz nachgedacht haben, sind uns schnell zwei eklatante Missstände bewusst geworden:

Zum einen deutet die Frage auf eine Aufgabe hin, die nicht rechtzeitig durchgeführt wurde. Zum anderen zeigt die Aussage, dass sich keine MitarbeiterIn für diese Aufgabe verantwortlich fühlt. Ferner ist uns aufgefallen, dass dieser Satz mit der Zeit abstumpft. Je mehr diese Frage verwendet wird, desto weniger wird sie ernst genommen. Natürlich gibt es immer MitarbeiterInnen, welche die Aufgabe nach Aufkommen der Frage direkt anpacken und erledigen. Auf der anderen Seite gibt es aber auch immer diejenigen KollegInnen, die sich sagen: „Das ist doch nicht meine Aufgabe.“ Und zu guter Letzt gibt es noch jene MitarbeiterInnen, die sich sagen: „Ich habe das schon das letzte Mal erledigt, jetzt ist mal ein anderer dran!“. Letztlich führen all diese Haltungen dazu, dass niemand die Aufgabe mit Liebe und Leidenschaft ausführt, geschweige denn sich dafür verantwortlich fühlt. Stattdessen werden Sie als ChefIn irgendwann „laut“ werden müssen, bis sich eine Ihrer Angestellten, meistens diejenige, die ohnehin schon genug fürs Unternehmen rackert, „erbarmt“ und die Aufgabe erledigt. Aber wahrscheinlich nur dieses eine Mal. „Nächstes Mal ist mal ein Anderer dran!“ Und schon stecken Sie in einer Endlosschleife fest, denn wer ist „ein Anderer“ und wann ist „nächstes Mal“?

Oft kommt es deshalb dazu, dass man als ChefIn die Aufgabe selbst ausführt. Um dem oben beschriebenen Stress aus dem Weg zu gehen. Schließlich nimmt es mehr Zeit in Anspruch, sich auf eine Diskussion mit seinen MitarbeiterInnen einzulassen. Wenn Sie so denken, sollten Sie dieses Buch schließen. Denn dies ist kein Buch für ChefInnen mit dem Motto: „Wer braucht schon Freizeit! – Der Ehepartner ist eh schon weg!“.

Wenn Sie aber unerledigte Aufgaben und ganze Verantwortungsbereiche zukünftig delegieren möchten und dadurch mehr Freiraum für das Wesentliche im Leben erlangen wollen, sind Sie hier genau richtig. Sicherlich werden Sie sich in der einen oder anderen Anekdote dieses Buches wiederfinden. Ich erzähle hier auch nicht nur Geschichten, ich lege unsere Gedankengänge hinter bestimmten Entscheidungen offen und lasse Sie so an unserer Konfliktlösung teilhaben. *Warum sollen Sie die Fehler machen, die wir bereits gemacht haben?!* Wenn Sie möchten, bekommen Sie hier wertvolle Tipps, die Sie in Ihrem Unternehmen umsetzen können.

Einleitend deshalb ein kurzer Abriss dessen, was Sie auf den kommenden Seiten genau erwarten können und welche Schritte uns zu unserer neuen Unternehmensstruktur und schlussendlich auch zu diesem Buch geführt haben.

Die kleinen Dinge Ihres Praxisalltages werden stetig mehr und beginnen Zeit zu fressen, der berufliche Spaß wandelt sich in Stress? Schauen Sie mal genau hin: Zu 99 Prozent sind die Dinge, die bei Ihnen Stress auslösen, diejenigen, die eigentlich nichts mit dem Beruf als ZahnärztIn zu tun haben. Meiner Frau und mir ging es zumindest so. Und deshalb haben wir uns dazu entschlossen, bei jeder Aufgabe, die wir als Leitung erledigen, genauer hinzusehen. Die Frage, die uns dabei immer begleitet hat: *Müssen wir das wirklich selbst machen oder kann das auch eine MitarbeiterIn erledigen?*

Sie kennen das vielleicht: Im ersten Augenblick zögert man immer ein wenig. Soll man diese Aufgabe wirklich an eine MitarbeiterIn übertragen?

Schließlich bedeutet dies, Verantwortung abzugeben. Vor allen Dingen heißt es aber auch akzeptieren zu können, dass Ihre MitarbeiterIn die Aufgabe möglicherweise anders bewerkstelligt als Sie selbst es tun würden. Das Vertrauen darauf, dass am Ende letztlich das Gleiche herauskommt, ist eine erste Schwierigkeit.

Haben Sie diese Bedenken überwunden, folgt der nächste Schritt: die Suche nach der richtigen MitarbeiterIn für die jeweilige Aufgabe. Schließlich verfügt jede Angestellte über andere Stärken und Schwächen.

Und nun folgt ein sehr wichtiger Teil der Umstrukturierung: das Einweisen und Anlernen der ausgewählten MitarbeiterIn in ihre neue Aufgabe. Denn Sie wollen ja sicherstellen, dass die Aufgabe zu Ihrer Zufriedenheit ausgeführt wird. Eine damit einhergehende Qualitätskontrolle gehört ebenso dazu.

Sie haben sich bereits jetzt wiedergefunden? Dann bleiben Sie dran. Wir zeigen Ihnen unseren Weg in eine reibungslosere Unternehmensstruktur. Und vielleicht ist diese schon morgen auch Ihr Ansatz in einen neuen Arbeitsalltag.

Es sind die kleinen Dinge

Wie jeden Morgen um 7:40 Uhr bin ich auf dem Weg von meinem Auto zum Praxiseingang. Als ich auf den Eingang zugehe, sehe ich eine leere Chipstüte und ein Taschentuch vor der Praxistür liegen. Sofort frage ich mich, ob ich wirklich der erste Mitarbeiter dieser Praxis bin, der diesen Abfall hier draußen sieht. Ich hebe beides auf und öffne die Praxistür. Dabei bleibt mein Blick auf unserem Outdoor-Flatscreen hängen, der tagsüber über unsere Praxis informiert. Er ist aus. Nanu? Doch damit noch nicht genug. Ich betrete die Praxis, laufe über eine schräg liegende Fußmatte und wundere mich abermals über die Sehfähigkeit meiner MitarbeiterInnen. Denn als ich an der Rezeption vorbeilaufe, begrüßt mich eine meiner MitarbeiterInnen freundlich lächelnd. Ich grüße freundlich zurück und werfe den Müll in den Mülleimer neben ihr.

Die Fragen in meinen Kopf überschlagen sich förmlich. Hat sie den Müll nicht gesehen? Warum hat sie keinen Eingangs-Check gemacht? Warum ist der Flatscreen noch nicht eingeschaltet? Warum liegt die Fußmatte schräg?

Ich komme zu dem Schluss, dass es alles Dinge sind, die sie als RezeptionsmitarbeiterIn beim Betreten der Praxis sehen müsste. Und vor allem auch beheben sollte. Immerhin ist der Eingang ihr Arbeitsplatz. Noch viel bedeutender aber: Der Eingang ist unsere Visitenkarte!

Und schon drängt sich mir die Frage auf, warum sie diese Aufgaben nicht erledigt hat. Es ärgert mich und ich bin hin und her gerissen, ob ich sie darauf ansprechen soll. Ist es ihr Fehler oder liegt die Schuld vielleicht doch bei mir? Letzteres könnte durchaus sein, denn bisher behebe ich derartige Missstände immer ohne jeglichen Kommentar selbst. Richtiger wäre es wohl aber, die Missstände beim Namen zu nennen und zu überlegen, wie wir sie gemeinsam abstellen können. Ich muss mir also eingestehen, dass ich derartige Fauxpas mit meinem Verhalten selbst hervorrufe. Schließlich kann ich nicht verlangen, dass meine MitarbeiterInnen Aufgaben von selbst erkennen und durchführen, wenn ich ihnen durch mein Einschreiten ständig vorweg greife. Was also tun? Vielleicht sind die von mir bis jetzt verschmähten Checklisten doch gar nicht so schlecht? Ich beschließe, ihnen eine Chance zu geben und meinem Problem damit Abhilfe zu schaffen.

Ich habe also damit begonnen alle Aufgaben, die meine Frau und ich ausführen, aber eigentlich nicht selbst ausführen müssten, aufzuschreiben. Sie werden es ahnen, da kommt ziemlich schnell eine große Liste zusammen.

Sollten Sie nun auch eine derartige Liste beginnen, ein Tipp am Rande: Denken Sie als ZahnärztIn dabei nicht nur an Zähne. Gerade die vielen kleinen, schnell in Vergessenheit geratenden Aufgaben sind notwendig auf Ihrer Liste. Ob Blumengießen, Briefkastenleeren, Kaffeetassenspülen, die Kontrolle von Leuchtmitteln, das Bestellen von Toilettenpapier oder der Anruf beim Fensterputzer! Irgendjemand muss sich dafür verantwortlich fühlen.

Ein Lösungsansatz – Die Aufgabenliste

Wie bereits erwähnt, sind wir unserem Problem mit der Erstellung einer Checkliste zu Leibe gerückt. Für den Fall, dass Sie erwägen, ebenfalls eine solche Aufgabenliste zu erstellen, folgt nun eine schrittweise Anleitung. Eine etwas trockene Angelegenheit, aber wie heißt es so schön: „Aller Anfang ist schwer“ oder auch „Erst die Arbeit, dann das Vergnügen“. Was ich damit andeuten möchte ist, dass das nun folgende Kapitel zunächst etwas sperrig daherkommen mag, als Basis für meine weiteren Erläuterungen und Anekdoten jedoch notwendig ist. Die darauf folgenden Kapitel werden anschaulicher, da ich mit Beispielen aus dem Praxisalltag arbeiten werde und Sie sich in der einen oder anderen Situation sicherlich wiedererkennen werden.

Starten wir also mit der trockenen Theorie, um im Anschluss die Anwendung anhand von Praxisbeispielen aufzeigen zu können.

1. Aufgaben (ohne Ausnahme) auflisten

Erstellen Sie in einem Tabellenkalkulationsprogramm (z. B. Excel) eine Tabelle, in der Sie alle erdenklichen Aufgaben in Ihrem Betrieb auflisten. Fertigen Sie dazu eine Spalte mit dem Titel **Aufgabe** an. Jede noch so kleine Aufgabe sollte dort aufgeführt sein. Auch diejenigen Aufgaben, bei denen Sie eigentlich davon ausgehen, dass sie doch klar sein müssten!

2. Aufgaben zuweisen

Im zweiten Schritt überlegen Sie sich, welche Ihrer MitarbeiterInnen für die jeweilige Aufgabe die Verantwortung übernehmen könnte. Bei uns hat es sich als hilfreich erwiesen, die Angestellten nicht einfach mit der Aufgabe zu überrumpeln, sondern vorab zu fragen, ob sie dieses Amt übernehmen würden. Wenn Ihre Angestellte die Aufgabe übernimmt, können Sie Ihre Freude darüber ruhig zum Ausdruck bringen. Seien Sie aber auf der anderen Seite nicht enttäuscht, wenn eine Angestellte Ihnen eine Absage erteilt, weil sie zum Beispiel keinen „grünen Daumen" hat und somit für das Gießen und Düngen der Blumen ungeeignet ist.

Es kann natürlich auch vorkommen, dass eine MitarbeiterIn nach einiger Zeit zu Ihnen kommt und eine Aufgabe zurückgeben möchte. Das zeugt von großem Vertrauen Ihnen gegenüber. Bedanken Sie sich für ihre Ehrlichkeit und dafür, dass sie es versucht hat.

Was Sie ebenfalls beim Verteilen von Aufgaben beachten sollten, ist die Generationenfrage. Wenn in Ihrer Praxis MitarbeiterInnen unterschiedlichen Alters arbeiten, wird es auch Konflikte geben, die mitunter auf eine generationenspezifische Erziehung zurückzuführen sind. So ist es möglicherweise so, dass eine jüngere KollegIn aufgrund ihrer Sozialisierung mit Medien und Technik seit Kindheit an, schneller in eine Software eingearbeitet werden kann, als vielleicht eine ältere MitarbeiterIn. Schließlich ist die Generation X (1965–1979 geboren) anders als die Generation Y (1980–1989) und Z (1990–2000) bereits mit PC und Handy aufgewachsen. Was wir (alle vor 1980 geborenen) als digital bezeichnen, ist für jüngere KollegInnen bereits normal. Daher bestehen hier keine Berührungsängste. Ältere MitarbeiterInnen haben dafür eine längere Berufserfahrung vorzuweisen, die wiederum bei anderen Aufgaben von Vorteil ist. Sie haben ihre Augen oft überall und sehen deshalb schneller, wenn irgendwo etwas fehlt oder eine Aufgabe wieder routinemäßig durchgeführt werden müsste. Achten Sie bei der Aufgabenverteilung dennoch darauf, nicht zu sehr in Klischees zu denken. Ihre Angestellten könnten sich sonst schnell auf den Schlips getreten fühlen.

In unserer Praxis ist eine jüngere MitarbeiterIn damit beauftragt, Textbausteine und Leistungsketten in der Praxisverwaltungssoftware zu programmieren. Weil sie keine Angst davor hat, etwas Falsches am PC zu tun. Es bedurfte nur einer kurzen Einweisung sowie einer erweiternden schriftlichen Anleitung, und seitdem erledigt sie diese Aufgabe eigenständig. Hat also jemand eine Idee für eine neue Erleichterung in der Praxissoftware, die mit einem Textbaustein oder Ähnlichem einhergeht, so wird diese MitarbeiterIn direkt kontaktiert und setzt das Projekt um.

Es gibt aber auch die Möglichkeit, Ihrer MitarbeiterIn eine Fortbildung in der zuständigen Softwarefirma zu finanzieren. Hier hat es sich für uns als sinnvoll erwiesen, eine gezielte Einzelschulung bei der Softwarefirma zu buchen. Notieren Sie sich dafür vorher all die Punkte, die für Sie inhaltlich wichtig sind, und vereinbaren Sie dann eine Einzelschulung. Meistens ist dies sogar kostengünstiger als zehn Webinare zusammen. Zudem hat Ihre MitarbeiterIn mehr von einer individuellen Intensivschulung als von unpersönlichen Webinaren.

Sollten Sie sich jetzt fragen, wer unseren MitarbeiterInnen die ganze Fülle an Anleitungen gegeben und vor allem geschrieben hat, so muss ich zugeben, dass wir (meine Frau und ich) dies selber machen. Warum, wie und wieso? Weil wir so sichergehen können, dass die Anleitung alles beinhaltet, was uns wichtig ist. Gleichzeitig weisen wir auf kleine Fehlerquellen hin, die wir schon selbst zu spüren bekommen haben. Für die Erstellung solcher Anleitungen bietet die Screenshotfunktion (Druck-Taste) eine gute Möglichkeit der bildlichen Veranschaulichung. Hiermit können Sie ein Foto des Monitors machen und Ihre Anleitung somit visualisieren und zusätzlich mit Hinweispfeilen und Anmerkungen am Bild versehen.

Die Zuordnung von Aufgaben zu MitarbeiterInnen erfordert also eine zweite Spalte in unserer Aufgabenliste, die wir mit **Verantwortlicher** betitelt haben. In diese Spalte können Sie den Namen der MitarbeiterIn, die praxisinterne Personalnummer oder das Personalkürzel eintragen. Es macht Sinn, dasselbe Kürzel wie in der Praxissoftware zu verwenden. So ist eine schnellere und eindeutigere Zuweisung und Wiedererkennung möglich.

3. Vertreter festlegen

In der nächsten Spalte sollten Sie einen **Vertreter** festlegen, der die Aufgabe immer dann ausführt, wenn die Verantwortliche wegen Urlaub, Krankheit etc. nicht in der Lage ist, die Aufgabe selbst auszuüben. Ohne VertreterIn sind Ihre Blumen in der Praxis schnell vertrocknet oder Ihr Materiallager ist ganz plötzlich leer.

4. Terminierung der Aufgaben festlegen

Nun haben Sie Aufgaben, Verantwortliche und VertreterInnen formuliert. Wichtig ist es jetzt noch, dass Ihre zuständige MitarbeiterIn weiß, wann beziehungsweise wie oft (täglich, wöchentlich, monatlich oder jährlich) sie diese Aufgabe zu erledigen hat. Die vierte Spalte der Aufgabentabelle haben wir deshalb **Häufigkeit** genannt.

In einer weiteren Spalte **Bemerkungen/Hinweise** können Sie die Aufgabe zudem noch einmal kurz erklären oder aber Besonderheiten notieren.

Nachfolgend ein paar gelistete Beispielaufgaben nach dem Muster der von uns verwendeten Aufgabenliste:

Aufgabenliste / Verantwortungsbereiche				
alle Mitarbeiter verwalten und erledigen ihre Aufgaben eigenständig, ohne weitere Aufforderung				
Aufgaben	**Verantw.**	**Vertreter**	**Häufigkeit**	**Bemerkung**
Blumen gießen	03	05	Wöchentlich (montags)	Blumen in und vor der Praxis gießen, düngen, ggf. ersetzen
Lampenkontrolle	02	10	Wöchentlich (freitags)	Kontrolle aller Lampen aller Räume auf Funktionalität, defekte Leuchtkörper ersetzen und für Bevorratung sorgen. Tote Fliegen wegsaugen.
Duftkonzept	06	12	monatlich	Kontrolle aller Duftgeräte, auffüllen, Vorrat
Social Media	11	13	bei Bedarf	
Praxiskleidung waschen	07	09	montags/ freitags	montags weiße Wäsche, freitags orange Wäsche
Textbausteine	06	11	bei Bedarf	
Dienstplan „appen“	04	14	freitags	Dienstplan der nächsten Woche in die Praxis-App laden
Kaffee, Milch, Zucker kaufen	03	06	freitags	

In der Tabelle wurden Personalnummern verwendet. Wählen Sie das Personalkürzel nach den Gegebenheiten Ihrer Praxis.

5. Umsetzung und Pflege der Aufgabenliste

Mit Erstellung der Aufgabenliste ist deren Funktion natürlich nicht getan. Die Liste lebt und verändert sich öfter, als Sie es sich jetzt ausmalen können. Es ist daher sinnvoll, das Erstellen, Pflegen und Aktualisieren der Liste ebenfalls in die Hände einer MitarbeiterIn zu übergeben. Suchen Sie sich eine MitarbeiterIn, die fit im Bereich der Tabellenkalkulation ist. Überlegen Sie dafür gemeinsam mit Ihrer Praxisführung, wer für diese verantwortungsvolle Aufgabe geeignet ist.

Um eventuelle Aktualisierungen für alle transparent zu machen, sollte die Tabellen-Verantwortliche eine Fußzeile hinzufügen, in der immer das aktualisierte Datum erscheint. Ferner hat es sich der Übersichtlichkeit halber als hilfreich erwiesen, bei jeder MitarbeiterIn dem Personalkürzel zusätzlich noch eine individuelle Farbe zuzuweisen. So wird ein schnelleres Erkennen der eigenen Aufgaben gewährleistet.

6. Dokumentation der Aufgabenliste

Um jeder MitarbeiterIn einen schnellen Einblick in die Aufgabenliste zu ermöglichen, eignet sich ein Ausdruck. Sortieren Sie den Listenausdruck einmal alphabetisch nach Aufgaben, ergänzend dazu einen weiteren Ausdruck nach Namen der MitarbeiterInnen. So haben Sie zwei Listen: In der ersten finden Sie jede Aufgabe schneller, in der zweiten bekommt jede MitarbeiterIn schnell einen Überblick über ihre Aufgaben.

Der Aufgaben-Patient – Ihre Praxissoftware als Aufgabenpool

Wie bereits erwähnt, haben wir unsere Aufgabenliste für unsere MitarbeiterInnen ausgedruckt. Wichtiger für eine schnelle Überarbeitung und die Automatisierung von Erinnerungen an bestimmte Aufgaben ist es jedoch, die Liste auch in Ihrem Praxisnetzwerk zu hinterlegen. Ich kann Ihre Bedenken zerstreuen, dass es teuer sein könnte, ein geeignetes Programm anzuschaffen und zu bedienen. Sie müssen gar keine Extrasoftware kaufen! Nutzen Sie einfach Ihre Praxissoftware dafür.

Wir benutzen in unserer Praxis **Evident**. Die folgenden Screenshots werden also die Umsetzung der Aufgabenliste mit diesem Programm aufzeigen. Aber wie gesagt: Sie können die Digitalisierung der Aufgabenliste auch mit jeder anderen, gängigen Praxissoftware vornehmen. Es handelt sich hier um simple Prozesse und Einstellungen, die Sie ganz einfach auf Ihre Praxissoftware übertragen können.

7. Erstellen der Aufgabenpatienten

Die Grundidee hinter der Digitalisierung und Automatisierung Ihrer Aufgabenliste ist, dass jede Aufgabe eine PatientIn Ihrer Praxis wird. Das bedeutet, dass jede Aufgabe eine eigene Patientenkartei in Ihrer Software erhält. Wir haben damals zunächst das Namensfeld zum Benennen der Aufgabe benutzt (z. B. Nachname = Konstanz Prüfung). Nach einiger Zeit wird die Anzahl der Aufgaben jedoch einen Umfang erreichen, der es Ihnen mit dieser Variante unmöglich macht, jeder „Aufgaben-Patient" auswendig zu kennen. Das würde bedeuten, dass Aufgaben schnell wieder in Vergessenheit geraten. Deshalb ist es sinnvoll, jeder Aufgabe den gleichen Nachnamen, z. B. „QM" für „QualitätsManagement", zu geben. Durch den gleichen Nachnamen werden nun alle Aufgaben alphabetisch untereinander angeordnet. Dadurch wird es möglich, schnell und elegant alle „Aufgaben-Patienten" durchzusehen und die gesuchte Aufgabe zu finden. Der Vorname stellt dann die eigentliche Aufgabe dar (z. B. QM, Blumenpflege; QM, Zimmerpflege Mobiliar). Für unser oben genanntes Beispiel würde diese Herangehensweise folgende Benennung bedeuten: Nachname = QM, Vorname = Konstanzprüfung.

Das Kürzel QM haben wir bewusst gewählt, weil es sich bei den Aufgaben ja um eine Art Qualitätsmanagement handelt. Sie können natürlich auch ein anderes, einheitliches Kürzel verwenden wie beispielsweise „AL" für „AufgabenListe". Zur Verdeutlichung sehen Sie hier einen Auszug aus unserer Aufgabenliste, in der inzwischen mehr als 90 Aufgaben hinterlegt sind.

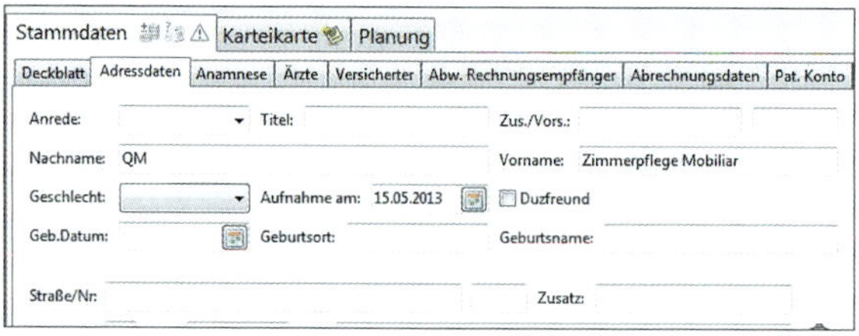

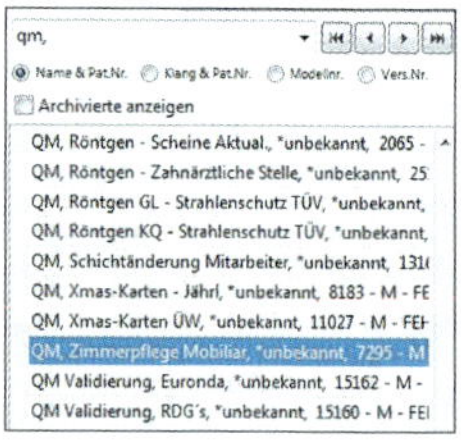

Eine ausführlichere Liste der Aufgaben finden Sie am Ende dieses Kapitels. Wir haben dort so viele Aufgaben wie möglich gelistet, aus denen Sie sich die für Ihre Praxis relevanten Aufgaben herauspicken können. Vielleicht erleichtert Ihnen dies, schon morgen mit dem Projekt der Delegation zu starten.

Geben Sie dazu auch Ihrer Tabellen-Beauftragten dieses Buch oder kopieren Sie Ihr die Liste, damit sie die für Ihre Praxis notwendigen Aufgaben heraussuchen und eine eigene Tabelle erstellen kann. Lassen Sie Ihrer MitarbeiterIn dabei genug Zeit, allein das Filtern und Erstellen wird eine Weile dauern.

Um Ihnen die Möglichkeiten der Softwarenutzung als Aufgabenpool zu verdeutlichen, werde ich Ihnen nun anhand der Beispielaufgabe „QM, Zimmerpflege Mobiliar" einige Details erklären.

8. Erstellen von Aufgabenbeschreibungen

Um für unseren „Aufgaben-Patienten" eine Aufgabe genau zu beschreiben, nutzen wir den Dokumentationsbereich in den Karteikarten. So kann jede MitarbeiterIn, die eine Aufgabe auszuführen hat, immer wieder nachlesen, was die Aufgabe genau beinhaltet. Hinterlegen Sie die Aufgabenbeschreibung also nicht nur in irgendeinem Ordner in Papierform, sondern auch in der digitalen Karteikarte Ihrer neuen „Aufgabentoolbox". Wenn Sie die Aufgabe bereits in einem Textverarbeitungsprogramm beschrieben haben, können Sie diese Beschreibung ganz einfach aus der bestehenden Datei „Kopieren" und über den Befehl „Einfügen" in Ihre Praxissoftware einsetzen (Copy & Paste). So ersparen Sie sich oder Ihrer zuständigen MitarbeiterIn die Zeit des Abtippens.

Eine solche Aufgabenbeschreibung sieht bei uns zum Beispiel folgendermaßen aus:

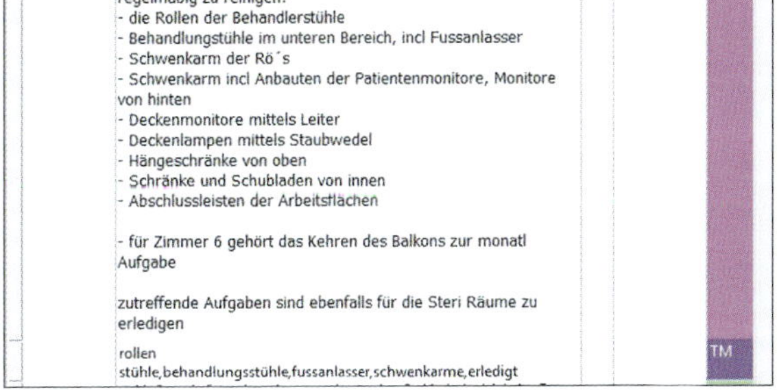

x	Datum	Leistungen	Art	Abg	Beh
	15.05.2013	neben der täglichen Reinigung der Arbeitsflächen sind regelmäßig zu reinigen: - die Rollen der Behandlerstühle - Behandlungstühle im unteren Bereich, incl Fussanlasser - Schwenkarm der Rö´s - Schwenkarm incl Anbauten der Patientenmonitore, Monitore von hinten - Deckenmonitore mittels Leiter - Deckenlampen mittels Staubwedel - Hängeschränke von oben - Schränke und Schubladen von innen - Abschlussleisten der Arbeitsflächen - für Zimmer 6 gehört das Kehren des Balkons zur monatl Aufgabe zutreffende Aufgaben sind ebenfalls für die Steri Räume zu erledigen			BN
		rollen stühle,behandlungsstühle,fussanlasser,schwenkarme,erledigt			TM

9. Zuweisen von „Aufgaben-Patienten"

Sie haben in Ihrer Praxissoftware zudem die Möglichkeit der Aufgabenzuweisung. Jede Ihrer MitarbeiterInnen sollte deshalb auch eine eigene personalisierte Aufgabenbenachrichtigung bekommen. Je nach Software haben Sie verschiedene Möglichkeiten der Aufgabenzuweisung.

Da wir sechs Behandlungszimmer haben, sind bei uns sechs MitarbeiterInnen für die Aufgabe „QM, Zimmerpflege Mobiliar" zugeteilt. Jede dieser sechs Angestellten ist dabei für ein ihr zugewiesenes Behandlungszimmer verantwortlich. Sie müssen nun nicht für jedes Zimmer einen neuen „Aufgaben-Patienten" erstellen, sondern können die Aufgabe zusammengefasst und doch differenziert zuweisen. Vorausgesetzt, dass Sie für jedes Ihrer Behandlungszimmer eine Verantwortliche haben. Diese muss nicht jeden Tag Vollzeit dort arbeiten, aber sie sollte sich für „ihr" Zimmer verantwortlich fühlen und auch häufiger dort eingesetzt werden.

10. Automatisieren und Erledigen von Aufgabenerinnerungen

Gehen wir im obigen Beispiel „QM, Zimmerpflege Mobiliar" einmal davon aus, dass diese Aufgabe einmal wöchentlich zu erledigen ist. Das bedeutet für die Erstellung eines entsprechenden „Aufgaben-Patienten" in Ihrer Software, dass jede Woche eine automatische Erinnerung erfolgen muss. Denn unser Ziel ist ja die Automatisierung und damit die Erleichterung des Praxisalltags. Gleichzeitig hat die Qualitätsmanagement-Beauftragte durch die Digitalisierung und Automatisierung ein Kontrollinstrument.

Sie können das jeweilige Aufgabenintervall nun selbst programmieren. Entweder hat Ihre Software eine Erinnerungsfunktion, bei der Sie die Erinnerung einmalig programmieren und die Aufgabe somit automatisch z. B. jede Woche von selbst neu aktiviert wird. Oder Ihre Software hat die Möglichkeit, dass die jeweilige Aufgabe nach Erledigung automatisch erneut aktiviert wird. Fragen Sie dazu am besten Ihre Softwarefirma.

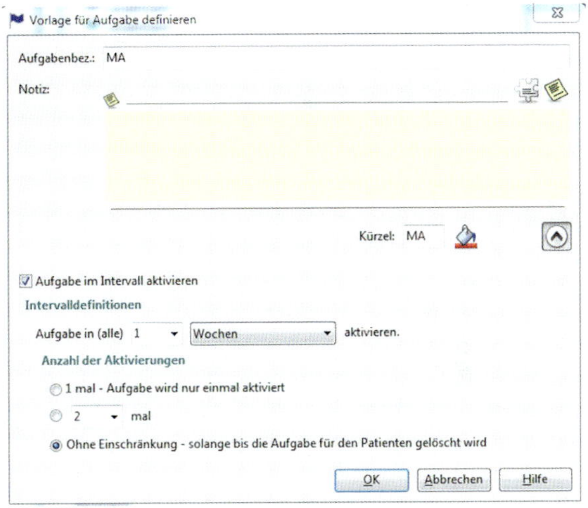

Unsere, mit der Zimmerpflege beauftragten MitarbeiterInnen, finden nun jede Woche die Aufgabe „QM, Zimmerpflege Mobiliar“ automatisch in ihrer persönlichen, digitalen Aufgabenliste. Ein kurzer Arbeitsaufwand mit sehr viel Wirkung, denn seither vergisst bei uns keiner mehr diese Aufgabe. Natürlich müssen Sie Ihre Angestellten im Umgang mit den Aufgabenlisten schulen. Wer nicht weiß, wie das Prozedere funktioniert und wie die Software bedient wird, der hat folglich auch keinen Nutzen davon und Ihre ganze Arbeit ist umsonst.

Zudem sollten Ihre MitarbeiterInnen die Aufgabe in der Karteikarte kurz als **erledigt** dokumentieren. Dadurch wird das Controling für die Qualitätsmanagement-Beauftragte möglich und je nachdem, wie es bei Ihrer Software programmiert ist, auch erst die Aktivierung der neuen Erinnerung angestoßen.

x	Datum	Leistungen	Art	Abg	Beh
	02.09.2014	z6 erledigt			HEL
		z3 erl			KAU
		z4 erl			ESS
	03.09.2014	z5 erl			STA
	04.09.2014	Z2 erledigt			MUE
		Z1 erledigt			MEI
	10.09.2014	z3 erledigt			KAU
		z4 erledigt			ESS
		Z5 erl			STA
	11.09.2014	z6 erledigt			HEL
		z2 erl			MUE
	12.09.2014	Z1 erl			MEI
	17.09.2014	z6 erledigt			HEL
		z1 erledigt			MEI
		z5 erl			STA
	18.09.2014	z4 erledigt			ESS
		z3 erledigt			KAU
		z2 erl			MUE
		z3 erl			KAU
	25.09.2014	z1 erledigt			MEI
		z5 erl			STA
		z6 erledigt			HEL
		z3 erledigt			KAU
	26.09.2014	z2 erledigt			MUE
		z4 erl			ESS
	01.10.2014	z2 erledigt			MUE
		z6 erl			HEL
		Z3 erl			KAU
	02.10.2014	Z1 erl			MEI

Diese Methode der Aufgabenverwaltung eignet sich nicht nur für die täglichen oder wöchentlichen Aufgaben, sondern auch für viele andere terminliche Prozesse.

Denken Sie nur an die vielen Prüfungen im Rahmen des Qualitätsmanagements, wie beispielsweise die Feuerlöscherüberprüfung, die Röntgengerätprüfung, die Konstanzprüfung oder auch die notwendige Auffrischung des Röntgenscheines nach fünf Jahren. Haben Sie den Zeitpunkt von letzterem nur um einen einzigen Tag verpasst, müssen Sie oder Ihre Angestellten den gesamten Kurs neu belegen. Da kann aus einem Vier-Stunden-Auffrischungskurs schnell ein Wochenendkurs werden. Nutzen Sie auch dafür Ihre Praxissoftware und benennen Sie den „Aufgaben-Patienten“ z. B. „QM, Röntgenschein“. Nun müssen Sie nur noch sicherstellen, dass hierfür jede MitarbeiterIn eine entsprechende Aufgabenerinnerung erhält.

Ich möchte kurz bei der Aufgabe „QM, Röntgenschein“ bleiben, da bei Erinnerungsprogrammierungen solcher Aufgaben genau auf das Erinnerungs-

x	Datum	Leistungen	Art	Abg	Beh
	04.10.2009	**Röntgenscheine müssen ALLE 5 Jahre aktualisiert werden.** Die Röntgenerlaubnis verfällt genau 5 Jahre nach dem letzten Kurs, auf das DATUM achten. Daher Erinnerung schon nach 4 Jahren.			BN
	05.11.2011	Auffrischung erfolgt			EJ
		Auffrischung erfolgt			PP
		Auffrischung erfolgt			NG
	20.04.2013	Auffrischung erfolgt			AK
		SCAN (Scannen über Twainschnittstelle)	KC		AK
		Auffrischung erfolgt			KK
		SCAN (Scannen über Twainschnittstelle)	KC		KK
		Auffrischung erfolgt			AB

datum geachtet werden muss. Warum? Die Gültigkeit des Röntgenscheins erlischt nach genau fünf Jahren. Für das Erinnerungsintervall bedeutet das, dass die jeweilige MitarbeiterIn bereits vier Jahre nach ihrer letzten Aktualisierung erneut erinnert werden sollte. So hat sie zwölf Monate Zeit, eine entsprechende Fortbildung herauszusuchen und zu besuchen. Käme die Erinnerung erst nach genau fünf Jahren, würde die Gültigkeit des Röntgenscheins mit der Erinnerung erlöschen. Die Schwierigkeit besteht nun aber auch darin, dass die Erinnerung bei jeder KollegIn individuell eingestellt werden muss, damit jede MitarbeiterIn genau vier Jahre nach ihrer letzten Aktualisierung erinnert wird. Dieser Automatismus ermöglicht es Ihnen aber auch, dass keine Angestellte Unwissenheit über eine notwendige Aktualisierung vorgaukeln kann.

Wenn Ihre Praxissoftware eine Scanfunktion hat, können Sie den jeweiligen Aktualisierungsnachweis nach Erhalt zudem direkt in die Karteikarte scannen. So muss Ihre Qualitätsmanagement-Beauftragte keine großen Ordner mehr wälzen. Bei Bedarf ist alles direkt und digital verfügbar.

Ein wichtiger „Aufgaben-Patient" ist auch die regelmäßige Konstanzprüfung. Ein Tipp für Praxen mit digitalem Röntgengerät: Fragen Sie bei der verantwortlichen Behörde nach, ob Sie diese Prüfung monatlich erledigen müssen oder ob Sie aufgrund ihrer Digitalisierung eine Konstanzprüfung nur einmal im Quartal erstellen müssen.

Für die Erledigung und Überwachung dieser Aufgabe haben wir aus Übersichtsgründen für jedes Röntgengerät einen eigenen „Aufgaben-Patienten" angelegt: „QM, Konstanzprüfung Zimmer X" (wir haben in jedem Behandlungszimmer ein Kleinröntgengerät). Ein weiterer Vorteil dieser digitalen Erinnerung und des Erledigens der Aufgabe über die Praxissoftware in dem jeweiligen Behandlungszimmer ist, dass Sie direkt aus der Karteikarte heraus röntgen können. Folglich wird auch das Konstanz-Röntgenbild direkt in der Karteikarte dokumentiert und hinterlegt. Nun kann Ihre verantwortliche QualitätsmanagerIn beim Prüfen auf einen Blick erkennen, dass diese Aufgabe erledigt ist.

Nach dem Mitarbeiter ist vor dem Mitarbeiter!

„Kann mal einer die leeren Kanister im Flur entsorgen!" „Das hat immer XY gemacht, aber die ist ja nicht mehr hier!" Ich stutze und staune. Warum? XY ist schon seit 4 Monaten nicht mehr MitarbeiterIn unserer Praxis... Und wieder bringt mich diese Tatsache ins Grübeln.

Hier wird wieder einmal deutlich, dass sich keiner dafür verantwortlich fühlt, die Aufgaben der ausgeschiedenen KollegIn zu übernehmen. Dies passiert aber nur, wenn nach dem Abschied einer MitarbeiterIn deren Aufgaben nicht direkt wieder verteilt werden. In vielen Praxen besteht das Problem nicht darin, die Ämter neu zu verteilen, sondern überhaupt zu wissen, welche Aufgaben jeder einzelnen Angestellten eigentlich zugeteilt sind bzw. waren.

Aber dank unserer digitalen und vollautomatisierten Aufgabenliste ist das für Sie ab jetzt auch kein Stressfaktor mehr. Scheidet eine MitarbeiterIn aus, schaut Ihre PraxismanagerIn in der Aufgabenliste nach und verteilt die Ämter auf die vorhandenen MitarbeiterInnen. Eine neue MitarbeiterIn direkt mit Zusatzaufgaben zu „beglücken", ist dabei eher ungeschickt. Sie sollte sich erst einmal in Ruhe in die praxisüblichen Abläufe einarbeiten dürfen, bevor Sie zusätzliche Aufgaben übernimmt.

Jetzt zahlt es sich einmal mehr aus, dass Sie für jeden Verantwortungsbereich eine ausführliche Arbeitsanweisung in ihrer Patientenkartei erstellt haben. Diese Anleitung schreiben Sie am besten so detailliert, dass auch jeder nicht Fachkundige die Aufgabe damit erledigen könnte. So können sich MitarbeiterInnen mit neuen Ämtern die Anleitungen durchlesen und die Aufgaben problemlos ausführen. Zwei Dinge muss Ihre Aufgaben-Verantwortliche trotzdem ändern: Sie muss die Ämter in der Praxissoftware den neuen Verantwortlichen zuweisen und Sie muss die Kompetenzstufen ändern (dazu später mehr!).

Haben Sie Ihre Aufgabenliste auch für alle Teammitglieder ersichtlich ausgehangen? Dann denken Sie daran, auch diese in zweifacher Ausführung (einmal sortiert nach MitarbeiterInnen und einmal nach Aufgaben) auszutauschen. Für neue KollegInnen ist eine solche Liste nicht nur eine große Hilfe, sie bietet zudem Sicherheit. Denn ist sich eine neue MitarbeiterIn unsicher, wer für die eine oder andere Aufgabe in Ihrer Praxis verantwortlich ist, schaut sie einfach in die Liste und weiß direkt, wer ihre AnsprechpartnerIn ist. Sie muss sich nicht erst durch das Team fragen. Von daher sollten auch ALLE Aufgaben auf dieser Liste erfasst sein! Ausnahmslos! Anderenfalls kommt es doch wieder zu unnötigen Verwirrungen, Nachfragen oder gar Vergessen.

Aufgaben-StartUp-Liste

Starten auch Sie durch! Als Denkanstoß für den Beginn folgt deshalb eine Liste von Aufgaben, die sich bei uns zum Delegieren als geeignet herausgestellt haben.

- ZE-Modellkisten archivieren
- Lampenkontrolle
- Blumen gießen
- Facebook verwalten
- Praxiswäsche waschen, Weiß
- Praxiswäsche waschen, Farbe
- Praxishandbuch aktualisieren
- Implantat-Verwaltung
- Überweiseradministration
- Welcome-Party neuer KollegInnen organisieren
- Arbeitszeiterfassung verwalten
- Urlaubspläne erstellen

- Kaffee, Milch, etc. besorgen
- Textbausteine programmieren
- Abrechnungskontrolle
- Mülltonnen raus- und reinholen
- Anrufbeantworter besprechen
- ITN-Organisation
- Gärtner für Praxisgarten bestellen
- Give-Aways bestellen
- Briefbögen, Briefumschläge, etc. bestellen
- Zeitschriften-Sortiment überprüfen
- Termin-SMS Service verwalten
- Fußmatten tauschen und reinigen lassen
- Bewerbungen sichten
- Einladungen zu Bewerbungsgesprächen (inkl. Mailverkehr bzw. Verschicken von Post)
- BewerberInnen-Casting vorbereiten (inkl. Zu- bzw. Absage nach dem Gespräch)
- Praxiskleidung bestellen, ausgeben und verwalten
- Paten-Zuteilung für neue MitarbeiterInnen
- PAR-Anträge erstellen
- Privatrechnungen erstellen
- HKPs erstellen
- Bankkontenkontrolle
- Rezeptionsmittel bestellen
- Kassenbuch verwalten
- Materialbestellung
- Prophylaxeshop verwalten
- Konstanzprüfungen
- BetriebsärztIn
- Azubi-Betreuung
- Praxissoftware verwalten und warten (inkl. Updates)
- Tabellenkalkulation
- Öffentlichkeitsarbeit
- Homepage
- Duftkonzept

- Geburtstagskarten für PatientInnen
- Geburtstagsgeschenke für MitarbeiterInnen
- GKV-Abrechnung
- PKV-Abrechnung
- Reparatur von Hand- und Winkelstücken (inkl. Versand etc.)
- Teamsitzungen vorbereiten, leiten, nachbereiten, etc.
- Interne Fortbildungen
- Organisation von Krankheitsvertretungen
- Verwaltung von Fundsachen
- Praxisdekoration
- Kommunikation mit dem Reinigungsdienst
- Kommunikation mit dem Fensterputzunternehmen.

Klein, aber oho!

„Das wusste ich nicht! Das hier ist auch nicht mein regulärer Arbeitsplatz!“

Kennen Sie diese Aussage, wenn eine Ihrer MitarbeiterInnen z. B. bedingt durch Krankheitsausfälle an der Rezeption eingesetzt wird und damit einen Fehler erklären möchte? Hinter Ihrem Rücken beschwert sich diese Angestellte eventuell auch noch im Team über Sie als ChefIn, weil Sie ihr diesen Missstand als Fehler anlasten, obwohl sie doch nur aushilft …

Nervt Sie das auch? Dann geht es Ihnen wie uns! Bleiben wir also beim Beispiel Rezeption. Morgens, mittags, nachmittags und abends soll der Arbeitsplatz und auch das Umfeld gecheckt werden. Zum Umfeld gehören das Wartezimmer, der Flur und auch das Patienten-WC. Aber reicht es aus, dies einfach so in der Aufgabenliste zu formulieren? Können Sie damit sichergehen, dass diese Aufgabe auch regelmäßig und langfristig so umgesetzt wird? Wir mussten die Erfahrung machen, dass dies leider nicht der Fall ist. Allerdings ist es nicht möglich, bzw. viel zu umständlich, für all diese Aufgaben neue „Aufgaben-Patienten“ zu erfinden und irgendwelche Kontrollrhythmen innerhalb eines Tages zu programmieren. Außerdem sind manche Aufgaben arbeitsplatzgebunden und nicht an eine MitarbeiterIn.

Will heißen: Jede Angestellte, die an der Rezeption tätig ist, muss natürlich auch weiterhin die Aufgaben erledigen, die sie außerhalb der zusätzlichen Aufgabenliste zu bestreiten hat.

Wir bedienen uns deshalb eines kleinen Erinnerungsprogramms aus dem Internet. Wir alle kennen kleine gelbe Erinnerungsklebezettel. Aber wollen Sie tatsächlich den ganzen Monitor mit solchen Klebezettelerinnerungen versehen? Es geht auch anders. Nämlich digital. Diese Version ist nicht nur viel eleganter, sie ist definitiv auch geschickter!

Googlen Sie einfach mal nach Post-It-Programmen und Ihnen wird eine Reihe dieser digitalen Möglichkeiten angeboten. Wir nutzen das Programm **Stickies**. Am besten sollte die Haupt-Rezeptionskraft diejenige sein, die das Programm aussucht, denn sie wird viel damit arbeiten. Sie sollte deshalb am besten selbst entscheiden, in welches Programm sie sich schnell einarbeiten kann. Schließlich soll sie es später auch ergänzen und vervollständigen. Sie können eine solche Software aber selbstverständlich auch selbst aussuchen oder eine andere RezeptionsmitarbeiterIn bzw. Ihre Softwarebeauftragte mit der Wahl eines Programms beauftragen.

Nun noch einmal zurück zu den Vorteilen der digitalen Post-It-Variante: Der Nutzen liegt darin, dass für jede Aufgabe am entsprechenden Arbeitsplatz eine Erinnerung anlegt werden kann. Dadurch ist gewährleistet, dass jede MitarbeiterIn, die an diesem Arbeitsplatz arbeitet, an die entsprechenden Aufgaben erinnert wird. Der Satz „Das wusste ich nicht!" sollte fortan weniger zu hören sein. Ein weiterer Vorzug ist, dass für jede Aufgabe eine Erinnerung erstellt werden kann. Ihre Rezeptionskraft kann nun genau festlegen, um wie viel Uhr und wie oft (täglich, wöchentlich, monatlich) die Erinnerung an dem jeweiligen Arbeitsplatz erscheinen soll. Da die Erinnerungen bei diesen Programmen zumeist im Vordergrund auf dem Monitor erscheinen und aktiv per Mausklick weggeklickt werden müssen, ist die Chance des Übersehens ziemlich gering. Sie haben zwar dennoch keine Garantie, dass Ihre Angestellte die Aufgabe auch erledigt, Sie wissen aber, dass sie es getan haben müsste. Eine Ausrede wie „Das wusste ich nicht!" kann dementsprechend nicht mehr gelten!

Sie möchten nun wissen, welche Aufgaben wir in diesem Erinnerungsprogramm programmiert haben? Hier ein paar Beispiele:

– Montag-Freitag	08:00 Uhr	Anrufbeantworter aus!
– Montag-Freitag	13:00 Uhr	Anrufbeantworter ein!
– Donnerstag	18:00 Uhr	Mülltonnen rausstellen!
– Freitag	08:00 Uhr	Mülltonnen reinholen!
– Montag-Freitag	10:00 Uhr	WC-Check
– Montag-Freitag	16:00 Uhr	WC-Check
– Montag-Freitag	11:00 Uhr	Briefkasten leeren!

Manche Aufgaben werden Sie möglicherweise wundern. Wer vergisst schon den Anrufbeantworter ein- oder auszuschalten? Das passiert schnell einmal. Morgens kurz vor acht Uhr stehen schon die ersten SchmerzpatientInnen vor der Tür, Ihre Rezeptionskraft kümmert sich um diese PatientInnen und plötzlich ist es schon zehn nach acht Uhr und der Anrufbeantworter ist immer noch aktiv.

Ein anderes Beispiel: 18 Uhr, die MitarbeiterIn, die für die erkrankte Rezeptionskraft eingesprungen ist, ist froh, den Tag gemeistert zu haben. Sie fährt den PC herunter, macht das Licht aus und schließt ab. Der Anrufbeantworter ist nicht eingeschaltet. Es ist nicht ihr täglicher Arbeitsplatz und daher hat sie es vergessen.

Chef, ich habe dann (mal) frei!

„Ich hätte gern den übernächsten Freitag frei. Ich bummel' Überstunden ab!", sagt eine MitarbeiterIn zu mir. Ich bin irritiert und frage nach, wann sie die Überstunden erarbeitet hat. Sie zückt einen Zettel, auf dem sie ihre Pluszeiten notiert hat. Mal sind es zehn Minuten, mal Fünfzehn.

Bis zu diesem Zeitpunkt gab es in unserer Praxis das Agreement, dass keine Überstunden und auch keine Minusstunden aufgeschrieben werden. Denn wenn es vor Weihnachten mal etwas länger dauert, weil viele PatientInnen noch vor Ende des Jahres einen Bonusstempel für die Krankenkasse brauchen, gleichen sich die dadurch entstandenen Mehrzeiten mit absagten oder ausgefallenen Patiententerminen im laufenden Jahr wieder aus. Meine MitarbeiterIn erinnert sich jedoch nicht an diese Absprache und pocht auf ihre Überstunden. Sie erzählt von ihrer vorherigen ArbeitgeberIn, bei der es fairer zugegangen sei. Bei ihr hätte sie immer einen Freizeitausgleich für ihre Überstunden bekommen. Auf meine Nachfrage, weshalb auf ihrem Zettel nur Überstunden und keine Minusstunden notiert sind, erhalte ich keine Antwort.

Ein Anlass, mal genauer im Team über diese Problematik nachzudenken. Immerhin besteht die Möglichkeit einer elektronischen Zeiterfassung, wovon wir als Leitung der Praxis bisher allerdings nicht überzeugt waren. Nach genauerer Betrachtung kommen wir nun jedoch zu dem Schluss, dass es für uns sogar Vorteile haben müsste. Warum? Als Zahnarzt arbeite ich etwa 34 Stunden am Behandlungsstuhl. Dementsprechend arbeiten auch unsere Vollzeitassistenzen, die einen 40-Stunden-Vertrag haben, keine 40 Stunden am Behandlungsstuhl. Auch die täglich zusätzlichen 30 Minuten Vor- und Nachbereitungszeit für Zimmer- und Steridienst machen nur etwa 2,5 Stunden pro Woche aus.

Stellt sich die Frage: Wie viele Stunden arbeiten unsere Vollzeitangestellten eigentlich tatsächlich? Laut der oben aufgestellten Rechnung kommen unsere Vollzeitkräfte somit auf eine wöchentliche Arbeitszeit von lediglich 36,5 Stunden (34 Stunden Behandlungszeit + 2,5 Stunden Vor- und Nachbereitung). Im Monat bedeutet dies ein Minus von circa 15 Stunden.

Vertragliche Arbeitszeit einer Assistenz	40 Wochenstunden
Behandlungszeiten der ZahnärztIn	34 Wochenstunden
Vor- und Nachbereitung des Zimmers	2,5 Wochenstunden
=	36,5 Wochenstunden
x 4,35 Wochen/Monat	- 15 Stunden/Monat

Auch haben wir anfangs den Fehler gemacht, manche MitarbeiterInnen mit einer Vollzeitstelle auf 38 Wochenstunden statt 40 Wochenstunden einzustellen. Dies führte im Laufe der Jahre zu einem wirtschaftlichen Verlust, da wir auch diesen Angestellten ein Vollzeitgehalt ausgezahlt haben. Auch so entstehen finanzielle Einbußen.

Den meisten MitarbeiterInnen ist das eben Aufgezeigte gar nicht bewusst. Sie halten ihren Vertrag mit der Anwesenheit zu Behandlungszeiten für erfüllt. Dauert es mal etwas länger, werten sie dies als Überstunden. Leider mussten wir trotz dieser großzügigen Rechnung die Erfahrung machen, dass sich unsere Assistenzen ausgenutzt und unterbezahlt fühlten. Bedenken Sie bei aller Großzügigkeit, dass Sie gegebenenfalls ein doppeltes Minusgeschäft eingehen, wenn Sie Ihrer Assistenz 3,5 nicht erbrachte Arbeitsstunden pro Woche bezahlen und gleichzeitig die von der MitarbeiterIn notierten „Überstunden" akzeptieren.

Rechnen wir dies auf ein Jahr mit 46 Arbeitswochen und sechs Wochen Jahresurlaub, sind es bereits 161 Arbeitsstunden (3,5 Stunden in 46 Wochen), die ohne Gegenleistung bezahlt werden. Wenn Sie diese Zahl nun noch mit der Anzahl Ihrer Vollzeitkräfte multiplizieren, werden Sie höchstwahrscheinlich nicht mehr so großzügig und entspannt denken, wie noch ein paar Zeilen zuvor.

Setzen wir noch einen drauf! Wenn wir von einem Bruttogehalt von 2.000 Euro für eine Vollzeitstelle ausgehen, bedeutet dies einen Stundenlohn von 11,50 Euro. Auf unser Beispiel angewendet, zahlen Sie Ihrer MitarbeiterIn 40,25 Euro pro Woche, in der sie nicht arbeitet. Zuzüglich einem Arbeitgeberanteil von 20 Prozent. Demzufolge verschenken Sie im Monat pro VollzeitmitarbeiterIn circa 210 Euro. Auf das Jahr gerechnet entsteht somit ein Loch von 2.222 Euro brutto in Ihrer Kasse. Und nun stellen Sie sich einmal die Frage, wie viele MitarbeiterInnen Sie beschäftigen. Und gehen wir noch einen Schritt weiter: Wie viel Honorar müssen Sie als ZahnärztIn erwirtschaften, um 2.222 Euro auszahlen zu können?

Ihren MitarbeiterInnen wird auch diese Tatsache nicht bewusst sein. Denn jede Minute Mehrarbeit zählt emotional viel mehr als jede Minute, die Sie Ihre Angestellte früher nach Hause gehen lassen. Letzteres wird oft als nettes Entgegenkommen der ChefIn oder als Selbstverständlichkeit angesehen. In den seltensten Fällen hingegen werden diese Minusminuten notiert, um angesammelte Überstunden auszugleichen.

Zurück zur Überstundendiskussion in unserer Praxis. Der Fairness halber haben wir unseren Angestellten die oben aufgeführte Rechnung dargestellt. Die Mehrzahl unserer MitarbeiterInnen war dennoch für die Einführung einer elektronischen Arbeitszeiterfassung. Weil der Großteil unserer Angestellten das Gefühl hatte, dass unsere Darstellung nicht der Realität entspräche und nur herangezogen wurde, um sie von der Nicht-Einführung der elektronischen Zeiterfassung zu überzeugen.

Beschlossene Sache! Wir haben uns auf dem Markt nach einer passenden Software umgesehen und uns letztlich für eine Variante mit Fingerscan entschieden. Wir verwenden seither die Software **Workchip**, bei der sich jede unserer MitarbeiterInnen morgens ein- und mittags ausloggt sowie mittags wieder ein- und am Feierabend wieder ausloggt. Am Monatsende erhält jede Angestellte einen Ausdruck über ihre geleistete Arbeitszeit.

Nach dem ersten Monat beschwerten sich mehr als die Hälfte unserer MitarbeiterInnen darüber, dass die Abrechnungen nicht stimmen könnten, weil sie Minusstunden hätten. Wir haben uns deshalb mit jeder einzelnen Angestellten hingesetzt und die Auswertung besprochen. Heraus kam, dass der Fehler lediglich im Empfinden unserer MitarbeiterInnen lag.

Zunächst haben wir die Softwarelizenz der elektronischen Arbeitszeiterfassung nur für unsere Assistenzen gekauft. Als sich nach einiger Zeit auch bei den angestellten ZahnärztInnen das Empfinden breitmachte, ausgenutzt zu werden, haben wir auch diesen ein Arbeitszeitkonto eingerichtet. Am Monatsende folgte die gleiche Reaktion wie zuvor bei unseren Assistenzen ...

Aber noch einmal zurück zu unserem obigen Rechenbeispiel: Setzen wir die 210 Euro, die Sie monatlich bei einer Vollzeitstelle mit 40 Stunden verschenken, einer 38-Stunden-Stelle gegenüber, ist das Bild etwas anders. Hier ist der Verlust kaum erkennbar, was Sie veranlassen könnte, sich gegen eine elektronische Arbeitszeiterfassung auszusprechen. Aber glauben Sie mir: Die Rechnung geht doppelt und dreifach für Sie auf! Denken Sie auch an die Aufgaben aus unserer Aufgabenliste. Ihre MitarbeiterInnen können die restlichen Wochenstunden nutzen, um sich ihren Zusatzaufgaben zu widmen.

Wir haben seit der Einführung der Arbeitszeiterfassungssoftware zudem die Erfahrung gemacht, dass sich MitarbeiterInnen freiwillig für den nächsten Notdienst oder eine Krankheitsvertretung melden, um ihre Minusstunden zu reduzieren oder Plusstunden aufzubauen. Wenn das mal kein positiver Nebeneffekt ist!

Ein Tipp noch am Rande: Sollten Sie sich auch für eine elektronische Zeiterfassung entscheiden, informieren Sie sich vorab, ob Ihre Praxisverwaltungssoftware nicht bereits ein Tool dafür integriert hat. Für den Fall das, sparen Sie sich die Kosten für eine zusätzliche Software. Bei manchen Praxisprogrammen kann man nämlich für jede MitarbeiterIn ein Arbeitszeitkonto anlegen. Das Ein- und Ausloggen erfolgt hierbei per Krankenversicherungskarte. Überlegen Sie sich zudem eine praxisinterne Regelung, wie sie mit folgenden Punkten verfahren:

- Fortbildung: Schreiben Sie MitarbeiterInnen eine Fortbildung als normale Arbeitszeit gut oder zählt die Fortbildung bei Ihnen gar nicht als Arbeitszeit? In letzterem Fall würde Ihre Angestellte Minusstunden machen. Eine weitere Variante wäre, dass Sie Ihren Angestellten die Fortbildungsdauer plus Fahrzeit gutschreiben. Oder Sie buchen die Arbeitszeit so, als hätte Ihre Angestellte normal bei Ihnen gearbeitet.
- Teamsitzungen: Bei uns sind Teamsitzungen Pflichttermine und gehören somit zur eingeloggten Arbeitszeit.
- Ein- und Ausloggen durch eine andere MitarbeiterIn: Bei uns führt dieser Fall zur fristlosen Kündigung beider KollegInnen. Diese Regelung ist bei uns im Arbeitsvertrag aufgeführt.
- Kleidungswechsel vor und nach der Arbeit: Wie möchten Sie es handhaben? Angestellte können sich in zwei Minuten umziehen, sie können aber auch gerne 15 Minuten Zeit dafür aufwenden.

All diese Punkte sollten Sie zu Ihrer eigenen Absicherung schriftlich mit Ihren Angestellten vereinbaren. Erstellen Sie dazu einen Anhang, den Sie in Ihren Arbeitsvertrag integrieren. Hier ein paar ausformulierte Anregungen (ohne juristische Gewähr):

„Es wird ein Arbeitszeitkonto eingerichtet. Beträgt das Zeitkonto der ArbeitnehmerIn mehr als XX Plus- oder Minusstunden, so muss Rücksprache mit der ArbeitgeberIn gehalten werden. Im Falle einer Kündigung sind Plusstunden durch Freizeitausgleich abzubauen, Minusstunden werden mit dem Gehalt aufgerechnet. Plant die ArbeitnehmerIn Überstunden, die sich nicht aus dem laufenden Tagesplan ergeben, so sind diese vorher mit der ArbeitgeberIn abzustimmen. Überstunden bedürfen der Anordnung durch die ArbeitgeberIn."

„Im Falle einer Fortbildung oder einer Teamschulung kommt es zu einer Arbeitsfreistellung mit Anrechnung der tatsächlichen Fortbildungsstunden auf das Arbeitszeitkonto. Im Falle einer beruflichen Weiterqualifikation (DH, ZMP, ZMF, PM, etc.) kommt es zu einer Arbeitsfreistellung mit Anrechnung der vertraglich festgelegten Arbeitszeit auf das Arbeitszeitkonto."

„Die Arbeitszeit wird durch ein Zeiterfassungsprogramm durch persönliches Ein- bzw. Ausbuchen durch die ArbeitnehmerIn dokumentiert. Ein- oder Ausbuchen durch eine andere oder für eine andere Person führt zur fristlosen Kündigung beider Personen."

Ein etwas schwierigeres Thema ist der Kleiderwechsel von Freizeitkleidung in vorhandene Praxiskleidung. Wenn Sie Praxiskleidung stellen und Ihre MitarbeiterInnen darin arbeiten „müssen", dann gilt der Kleiderwechsel in Deutschland gesetzlich als Arbeitszeit. Da das Umziehen sehr unterschiedlich lange dauern kann, sollten Sie auch hier eine praxisinterne Regelung schaffen, um teaminternen Stress zu vermeiden.

Eine mögliche Vereinbarung wäre:
„Für den Kleiderwechsel werden dem Arbeitszeitkonto täglich automatisch zehn Minuten hinzugefügt. Fünf Minuten für morgens, fünf Minuten für abends."

Nun aber noch einmal zur Anschaffung eines Arbeitszeiterfassungsprogramms. Unserer Erfahrung nach handelt sich hierbei um eine einmalige Investition, die sich über die Jahre hinweg positiv auswirkt. Auch wenn Ihre ArbeitnehmerInnen am Anfang etwas verwundert und vielleicht auch negativ dazu eingestellt sind, ist es sowohl für Sie als ArbeitgeberIn, als auch für Ihre MitarbeiterInnen ein fairer Prozess der Arbeitszeiterfassung.

So ist aus unserer anfänglichen Skepsis inzwischen ein Praxismerkmal geworden, das alle MitarbeiterInnen schätzen. Springt beispielsweise eine Angestellte für eine erkrankte KollegIn ein, baut sie Plusstunden auf. Ein fairer Deal! Unsere Erfahrung zeigt zudem, dass durch die elektronische Arbeitszeiterfassung die Eigeninitiative der Angestellten steigt. So kommen MitarbeiterInnen mit einem Minuskonto teilweise von selbst auf Ideen, welche Aufgaben sie noch erbringen könnten oder welcher KollegIn sie eine Schicht abnehmen könnten. Auch im Rahmen der Nachweispflicht bei Geringfügigbeschäftigten (450 Euro-Jobber) stellt das Programm eine wesentliche Erleichterung dar, da keine Listen per Hand geschrieben werden müssen.

Unsere Erfahrung zeigt auch, dass jüngeren Angestellten öfter feste Zeiten für ihre Zusatzaufgaben zugeteilt werden müssen, als älteren MitarbeiterInnen. Letztere verfügen durch Ihre langjährige Erfahrungen weitaus häufiger über die Fähigkeit der Selbstorganisation und können ihr Zeitkonto deshalb besser im Gleichgewicht halten. Die jüngere Generation hingegen muss viel stärker motiviert werden, einmal länger in der Praxis zu bleiben als im Dienstplan zugeteilt. Aus eigenem Ansporn länger als andere zu arbeiten, um keine Minusstunden aufzubauen, ist ihnen oft fremd.

Die Verwaltung der Arbeitszeitkonten ist zudem eine delegierbare Aufgabe. Sie sollten allerdings nur eine vertrauensvolle Person damit beauftragen. Sofern Sie auch Urlaubs- und Schichtpläne über die Software managen wollen, sollten Sie Ihrer Arbeitszeitkonten-Verantwortlichen wöchentlich etwas Zeit für diese Aufgabe einräumen. Aus unserer Erfahrung heraus reicht ein Zeitkontingent von zwei bis drei Stunden pro Woche aus.

Bis nächste Woche! – Die Urlaubsplanung

„Bis nächste Woche!" Diesen Satz höre ich des öfteren durch unsere Praxis schallen. Und jedes Mal frage ich mich irritiert, wieso meine MitarbeiterIn die nächsten drei Tage frei hat. Wer, wenn nicht ich, hat das genehmigt?

Urlaubsanträge wurden zu Beginn unserer Praxisgeschichte auch schon mal spontan genehmigt. „Chef, ich brauch da einen Tag frei?!" „Ja, genehmigt!" Im Nachhinein eine riskante Methode. Heute würde ich dieses Verfahren auch in einer kleinen Praxis nicht mehr einsetzen, weil man früher oder später den Überblick verliert. Jeder Urlaubsantrag, auch wenn es nur ein Tag ist, muss schriftlich eingereicht werden. Wir haben auch hierfür eine Verantwortliche bestimmt, die auf eine Urlaubsanfrage hin Dienst- und Terminplan prüfen muss, ob wir am beantragten Tag auf die betreffende MitarbeiterIn verzichten können. Dabei muss sich die verantwortliche KollegIn darüber im Klaren sein, dass nicht jeder Urlaubsantrag genehmigt werden kann. Schließlich würde es einen wirtschaftlichen Verlust bedeuten, wenn aufgrund des außer der Reihe beantragten Urlaubes ein Behandlungszimmer geschlossen werden muss. Gleiches gilt, wenn eine hoch bezahlte MitarbeiterIn des öfteren die Urlaubsvertretung für z. B. die Auszubildende übernehmen müsste. Urlaube sollten daher gut geplant werden.

Kein all zu großes Problem, denn Sie können die Urlaubsplanung ganz einfach in Ihr Praxismanagementsystem integrieren. Hier hat ja bereits ohnehin jede Ihrer MitarbeiterInnen eine eigene Mitarbeiterkartei. Erstellen Sie dazu in der Formularverwaltung ein Formblatt mit dem Titel „Urlaubsantrag". Für uns hat es sich als hilfreich erwiesen, das Dokument zweizuteilen. Einen Abschnitt erhält die MitarbeiterIn zurück, der andere Abschnitt wird in einem Ordner für Urlaubsanträge einsortiert oder aber in eine „Pseudo-Patientenkartei" Ihrer Software (beispielsweise unter dem Namen „QM, Urlaub") hineingescannt. Dieses Vorgehen gewährleistet, dass jeder nachvollziehen kann, wer den Urlaub wann genehmigt und diesen im Terminbuch organisiert hat.

Ein solcher Antrag könnte wie folgt aussehen:

Urlaubsantrag **für Arbeitnehmer**

Name: ______________________________

Urlaub ab: ____________ bis: ____________ Std.: ______

Bitte verbuchen als Urlaub: ❑ Überstundenabbau: ❑

Bemerkung: ______________________________

Ich bin damit einverstanden, dass etwaiger zu viel genehmigter/genommener Urlaub im Falle einer Kündigung mit meinem Gehalt verrechnet wird.

❑ genehmigt
❑ nicht genehmigt

______________________ ______________________

Datum + Unterschrift Mitarbeiter Datum + Unterschrift Management

Urlaubsantrag **für Arbeitgeber**

Name: ______________________________

Urlaub ab: ____________ bis: ____________ Std.: ________

Bitte verbuchen als Urlaub: ❑ Überstundenabbau: ❑

Bemerkung: ______________________________

Ich bin damit einverstanden, dass etwaiger zu viel genehmigter/genommener Urlaub im Falle einer Kündigung mit meinem Gehalt verrechnet wird.

❑ genehmigt

❑ nicht genehmigt

❑ im Terminbuch organisiert

______________________ ______________________

Datum + Unterschrift Mitarbeiter Datum + Unterschrift Management

An dieser Stelle noch ein wichtiger Querverweis: Sollte eine MitarbeiterIn kündigen, müssen Sie kontrollieren, ob sie in der Zukunft eine Urlaubsvertretung übernehmen sollte, die jetzt neu geregelt werden muss. Haben Sie ein Zeiterfassungsprogramm mit Urlaubsplanung, ist dieser Vorgang sehr einfach, da Sie den Schichtplan sofort im Überblick haben.

Zurück zum Urlaubsantrag: Der auf unserem Antrag vermerkte Hinweis „Ich bin damit einverstanden, dass etwaiger zu viel genehmigter/genommener Urlaub im Falle einer Kündigung mit meinem Gehalt verrechnet wird." hat sich als außerordentlich wichtig erwiesen. Warum, das möchte ich Ihnen an einem Fallbeispiel aufzeigen:

Eine Angestellte beantragt die ersten drei Februarwochen Urlaub, um eine größere Reise anzutreten. Weil Sie eine nette, verständnisvolle ChefIn sind, genehmigen Sie den Antrag. Nach ihrem Urlaub, Ende Februar, kündigt die MitarbeiterIn ihr Anstellungsverhältnis zum Ende März.

Bei 30 Tagen Jahresurlaub stünden Ihrer MitarbeiterIn von Januar bis März 7,5 Tage Urlaub zu. Sie hatten ihr aber bereits 15 Tage genehmigt. Was tun Sie? Sie kürzen ihr das Endgehalt um den zu viel genommen Urlaub!? Das ist rechtlich aber nur korrekt, wenn Sie dieses Vorgehen vorher schriftlich mit Ihrer Arbeitskraft vereinbart haben. Liegt keine schriftliche Abmachung vor, müssen Sie Ihrer Angestellten das volle Gehalt zahlen. Da Sie ihr wissentlich mehr Urlaub genehmigt haben, als sie sich bis zu diesem Zeitpunkt erarbeitet hat. Gutmütigkeit zahlt sich also nicht immer aus! Beugen Sie vor und integrieren Sie einen kleinen Vermerk in Ihren Urlaubsantrag. Denn im Fall der Fälle, dass Ihre MitarbeiterIn gerichtlich gegen Sie vorgeht, entscheidet die deutsche Gesetzgebung sonst gegen Sie.

Je größer die Praxis, desto komplizierter die Urlaubsplanung! Deshalb haben sich verschiedene Modelle der Urlaubsplanung etabliert. Eine Methode, die inzwischen weitestgehend der Vergangenheit angehört, lautet: „Wenn die ChefIn Urlaub macht, ist die Praxis zu!" Inzwischen bedienen sich nur noch Einbehandlerpraxen dieser Methode, beziehungsweise werden dazu gezwungen, da ohne eine anwesende ZahnärztIn noch nicht mal eine professionelle Zahnreinigung durchgeführt werden darf. Diese Art der Urlaubsplanung ist zwar einfach, aber eben auch einseitig. Die PraxisinhaberIn bestimmt, die Angestellten haben sich danach zu richten, unabhängig von ihren familiären Verhältnissen.

Heute wird diese Art der Urlaubsplanung in den seltensten Fällen von den ArbeitnehmerInnen akzeptiert. Vor allem junge, kinderlose Angestellte bringen verständlicherweise wenig Akzeptanz dafür auf, ihren Urlaub in den Sommerferien nehmen zu müssen. Nicht nur, dass ein Urlaub in dieser Zeit teurer ist, das Tummeln in mit Kindern überfüllten Hotels trägt für sie auch nicht gerade zur Erholung bei. Den MitarbeiterInnen zusätzlich zum festgelegten Praxisurlaub weitere 15 bis 20 Tage zur freien Verfügung zuzuteilen, ist aus wirtschaftlichen Gesichtspunkten aber genauso wenig sinnvoll.

Deshalb bietet es sich nicht nur für größere Praxen (die ganzjährig geöffnet haben) an, den Urlaub der Angestellten ganz genau zu planen. Bewährt hat sich die Methode, die Urlaube für das nächste Jahr im Frühherbst des laufenden Jahres zu planen. Unter anderem deshalb, weil der Großteil an Betrieben seinen Urlaub zu diesem Zeitpunkt plant. So können sich Teammitglieder mit Lebenspartnern besser abstimmen.

Bevor Sie tatsächlich an die Urlaubsplanung gehen, sollten Sie sich zunächst Folgendes überlegen: Welche MitarbeiterInnen sollten bzw. dürften parallel

in den Urlaub gehen, welche KollegInnen dürfen auf keinen Fall analog fehlen? Das mag auf den ersten Blick komisch klingen, hat aber logische und die Planung entlastende Hintergründe. Hier ein paar Denkanstöße:
- Angestellte ZahnärztIn nicht parallel zur PraxisinhaberIn
- Rezeptionskraft 1 nicht parallel mit Rezeptionskraft 2
- Abrechnungskraft 1 nicht parallel mit Abrechnungskraft 2
- Zahnmedizinische ProphylaxeassistentIn 1 nicht parallel mit Zahnmedizinischer ProphylaxeassistentIn 2
- Hauptassistenz von ZahnärztIn 1 möglichst zusammen mit ZahnärztIn 1
- usw.

Erstellen Sie also zuerst eine Liste mit „Urlaubs-Spielregeln“. Denken Sie darüber nach, wie viele Zimmer aus wirtschaftlichen Gesichtspunkten mindestens benutzt werden müssen, damit die Urlaubszeit nicht zum Minusgeschäft wird. Überlegen Sie weiter, für wie viele offene Behandlungszimmer Sie wie viele Rezeptionskräfte benötigen. Und wie viele Prophylaxezimmer pro behandelnder ZahnärztIn geöffnet sein dürfen, damit die Kontrolluntersuchungen in den Prophylaxezimmern auch neben der Zahnarztbehandlung abgearbeitet werden können.

Unsere Planung sieht wie folgt aus:
- 1 ZahnärztIn + 1 Rezeptionskraft + 1 Abrechnungskraft + 2 geöffnete Prophylaxezimmer
- 2 ZahnärztInnen + 2 Rezeptionskräfte + 1-2 Abrechnungskräfte + 4 geöffnete Prophylaxezimmer.

Wie viele Stunden hat ein Urlaubstag?

Machen Sie sich einmal den Spaß und fragen Sie Ihr Team danach, wie viele Arbeitsstunden ihrer Meinung nach ein Urlaubstag hat. Sie werden zunächst in viele verwunderte Gesichter blicken. Die dann am häufigsten gegebene Antwort wird acht Stunden lauten. Letzteres resultiert aus der Vergangenheit, in der noch jeder Arbeitstag aus acht Arbeitsstunden bestand. Dadurch, dass Ihre ArbeitnehmerInnen heutzutage meistens nicht mehr an jedem Wochentag gleich viele Stunden ableisten, ist dieser Grundsatz heute so nicht mehr anwendbar. Ferner ergeben sich weitere Fragen, etwa: Wie viele Urlaubstage haben Teilzeitkräfte und wie viel ist deren Urlaubstag an Arbeitsstunden wert?

Sie finden das zu viel des Guten? Dann lesen Sie mal die Beispielrechnung von MitarbeiterIn Schlaufuchs:

MitarbeiterIn Schlaufuchs ist teilzeitbeschäftigt. Sie arbeitet an drei Tagen in der Woche und hat eine vertraglich vereinbarte Wochenarbeitszeit von 20 Stunden. Am Freitag arbeitet sie neun Stunden.

Nach **ihrer** Rechnung hat sie sechs Wochen Jahresurlaub. Bei sechs Wochen × drei Tage kommt sie auf einen Urlaubsanspruch von 18 Tagen. MitarbeiterIn Schlaufuchs möchte nun an 18 Freitagen im Jahr Urlaub nehmen. Rechnen wir nun 18 Tage × neun Stunden, kommt sie damit auf eine Urlaubszeit von **162 Stunden**. Laut Vertrag stehen ihr jedoch nur 120 Urlaubsstunden zu (sechs Wochen × 20 Stunden = **120 Stunden**). Würden wir Frau Schlaufuchs ihren Urlaubsantrag nun bewilligen, würde sie über 35 Prozent mehr Urlaub erhalten, als ihr zusteht.

Ihr Urlaub entspräche somit 8,1 Wochen anstatt der vertraglich geregelten sechs Wochen. Wenn wir ihre Urlaubswünsche nun einmal korrekt auf Stunden aufrechnen, würde Frau Schlaufuchs, wenn sie ihre Urlaubstage tatsächlich immer nur freitags bucht, auf 42 Minusstunden (162 Stunden – 120 Stunden = 42 Stunden) im Jahr kommen.

Da KollegIn Schlaufuchs wirklich sehr clever ist, weiß sie außerdem, dass die meisten Feiertage im Jahr auf einen Donnerstag oder Freitag fallen. Aus diesem Grund hat sie ihre langen Arbeitstage auch genau auf diese beiden Wochentage gelegt. So kann sie am besten von den Feiertagen profitieren.

Wenn Sie einen Urlaubstag also einfach mit einem Arbeitstag gleichsetzen, nehmen Sie als PraxisinhaberIn oftmals einen wirtschaftlichen Verlust hin. Nicht auszudenken was geschieht, wenn alle Ihre Angestellten nach der Devise von MitarbeiterIn Schlaufuchs Urlaub machen wollen. Dann wird es richtig eng für Sie.

Die Lösung ist ganz einfach! Bei uns gibt es seit geraumer Zeit keine UrlaubsTAGE mehr, sondern UrlaubsSTUNDEN. Jede MitarbeiterIn hat ein

Monatskontingent an Arbeitsstunden und folglich auch an Urlaubsstunden. Da Arbeitszeitprogramme die Anwesenheit Ihrer Angestellten ohnehin in Stunden registrieren, bedeutet diese Lösung sogar eine Vereinfachung Ihrer Abläufe. Sie ersparen sich das Umrechnen. Natürlich wird es einige Zeit dauern, bis die neue Regelung in den Köpfen ihrer Angestellten verankert ist. Zu sehr ist der Kopf auf Urlaubstage gepolt. Aber auch dafür gibt es eine einfache Lösung, denn viele Arbeitszeiterfassungsprogramme halten gewisse Arbeitszeit-Formulare bereit, die Sie ganz einfach ausdrucken und mit jeder MitarbeiterIn individuell besprechen können.

Noch einmal zurück zu unserer Rechnung: Bei einer Fünf-Tage-Woche und einem Jahresurlaubsanspruch von sechs Wochen hat jede Angestellte einen Urlaubsanspruch von 30 Tagen. Ein Urlaubstag entspricht somit 1/5 der vertraglich vereinbarten Wochenarbeitszeit. Die 30 errechneten Urlaubstage beziehen sich dabei auf die Fünf-Tage-Woche der Praxis, unabhängig davon, auf wie viele Wochentage die MitarbeiterIn ihre Arbeitszeit verteilt.

Diese Regelung hat sich in unserer Praxis auch bei der Berechnung von Feiertagen bewährt.

Um keine unserer Angestellten zu benachteiligen, hat bei uns zudem jeder Feiertag einen Wert von 1/5 der vertraglich vereinbarten Wochenarbeitszeit. Egal ob die MitarbeiterIn an diesem Wochentag kurz, lang oder gar nicht arbeiten würde.

Jahresarbeitszeitkonto

Das Grundprinzip all dieser Berechnungen beruht auf dem System der flexiblen Arbeitszeit und dem Jahresarbeitszeitkonto. Laut diesem ist die ArbeitgeberIn verpflichtet, ein monatliches Entgelt entsprechend der vertraglich vereinbarten Arbeitszeit zu zahlen. Die ArbeitnehmerIn ist demgegenüber verpflichtet, ihre vertraglich vereinbarte Arbeitszeit zu erbringen.

Damit sowohl Ihnen als auch Ihren Angestellten klar ist, wie viele Stunden sie in einem Kalenderjahr erarbeiten müssen, sollten Sie dies immer zum Start eines jeden Jahres neu vereinbaren. Ein entsprechendes Formular finden Sie in den meisten Arbeitszeiterfassungsprogrammen. Hier ein Auszug:

Jahresarbeitszeit-Berechnung vom 01.01. bis einschließlich 31.12.2016

Arbeitstage des Jahres:	366 Tage
abzüglich:	
- Arbeitsfreie Tage*:	- 114 Tage
	252 Tage
- ant. Jahresurlaub:	- 30 Tage
Netto-Arbeitstage:	222 Tage
Mittlere Wochenarbeitszeit	40,00 Stunden
Tagesarbeitzeit bei 5-Tage-Woche:	8,00 Stunden

Jahresarbeitszeit-Berechnung:

Tagesstunden		Jahrestage		Jahresarbeitszeit
8,00	×	222	=	1776,00 Stunden

(* Arbeitsfreie Tage = Samstage, Sonntage, Feiertage)

Dem Zeiterfassungsprogramm ist es dabei völlig egal, wann Ihre MitarbeiterIn ihre Jahresarbeitszeit erbringt. Es registriert lediglich das Kommen und Gehen und berechnet daraus die Anwesenheitszeit in der Praxis. Gleichzeitig weiß das Programm, wie viele Urlaubsstunden Ihrer Angestellten im Kalenderjahr zustehen und wie viele gesetzliche Feiertage es im jeweiligen Bundesland gibt. Aus all diesen Faktoren berechnet das Programm die zu leistende Jahresarbeitszeit. Jede MitarbeiterIn hat nun die Möglichkeit, ihre vertraglich vereinbarte Jahresarbeitszeit innerhalb der von Ihnen vorgegebenen Praxisöffnungszeiten (fünf Tage; Montag bis Freitag) zu erarbeiten. Die vereinbarte Wochenarbeitszeit wird somit auf Basis einer Fünf-Tage-Woche berechnet. Folglich wird an jedem Wochenarbeitstag durchschnittlich 1/5 der Wochenarbeitszeit erarbeitet.

Fehler, die wir für Sie schon gemacht haben

Sie haben die trockene Theorie überstanden! Nun geht es weiter mit den Anekdoten, Erfahrungen und Lösungsansätzen, die meine Frau und ich im Laufe unserer Zeit als Leitung einer eigenen Praxis gemacht haben. Vielleicht finden Sie sich und Ihr Team an der einen oder anderen Stelle wieder. Vielleicht haben Sie aber auch ganz andere Erfahrungen gemacht oder bereits selbst Lösungswege für das eine oder andere Problem gefunden. So oder so wünschen wir Ihnen viele dienliche Momente beim Lesen.

Praxiskleidung – Keine Überraschung am Morgen

Würden Sie einen Porsche bei einer VerkäuferIn kaufen, die alte Klamotten trägt oder in einem T-Shirt und Trainingshose am Schreibtisch sitzt?

Nein? Und nun denken Sie einmal an Ihr Praxisteam. Was trägt man bei Ihnen in der Praxis? Viele deutsche (Zahn-)ÄrztInnen meinen zwar, dass ihre PatientInnen sich für die beste und meistens auch teuerste Lösung entscheiden sollten, sparen jedoch selbst an der Praxiskleidung ihrer Assistenzen. Verwaschene und aus der Form geratene Hosen, dazu abgetragene Schlappen sind keine Seltenheit.

Selbst manche ZahnärztInnen tragen alte Latschen, von denen sich bereits die (weiße) Farbe löst. In ihrer Freizeit würden sie diese Schuhe sicherlich nicht anziehen, sondern entsorgen. In der Praxis hingegen geht das schon noch... Und wenn dann doch mal neue Praxisschuhe gekauft werden müssen, wird oft zu den preiswertesten gegriffen, denen man ihren Preis auch ansieht. Hier sollte die Frage erlaubt sein: Sind Ihnen Ihre Füße so wenig wert? Bedenken Sie, dass Sie und Ihr Team einen Großteil ihres Lebens in diesem Schuhwerk verbringen.

Mit der Kleidung verhält es sich ähnlich. Oft werden ausgemusterte Kleidungsstücke in der Praxis aufgetragen, ohne daran zu denken, was man damit nach außen präsentiert. In einigen Praxen dürfen Angestellte bauchfrei durch die Praxis laufen oder die Hosen sind so billig und dünn, dass man die Muster auf dem Slip durchscheinen sieht. Ja, weiße Kleidung allein macht noch keine (Zahn-)ÄrztIn! Im Gegenteil, weiße Unterhemden und dünne, weiße Hosen wirken nicht gerade wertvoll. Auch Ihren PatientInnen wird das auffallen!

Fragwürdig ist auch die Tatsache, dass es in manchen Praxen normal ist, dass Angestellte ihre Praxiskleidung bereits zu Hause anziehen und damit zur Arbeit kommen. Sie frühstücken damit, laufen durch den Regen oder durch größte Hitze und tragen dann Schmutzflecken, dreckige Regenspritzer oder Schweißflecken im Behandlungszimmer zur Schau. Das lässt sich leider nicht vermeiden, oder? Doch! Das Zauberwort heißt Wechselkleidung. In den meisten Fällen ist diese aber natürlich nicht parat, sondern zu Hause. Laut der Richtlinie für Krankenhaushygiene und Infektionsprävention (kurz RKI-Richtlinie) ist dieses Verhalten nicht akzeptabel.

Wir haben deshalb zunächst jeder MitarbeiterIn 100 Euro gegeben, damit sie sich ein bis zwei gute Hosen kauft. Leider haben wir die Erfahrung machen müssen, dass die Hosen dann oft nur für 20 Euro gekauft wurden, das übrige Budget in andere Dinge investiert wurde. Anfängerfehler! Eine andere Lösung musste her.

Oft sieht man ja den Wald vor lauter Bäumen nicht oder bewegt sich auf zu vertrautem Terrain. Wir haben deshalb den Blick über den Tellerrand gewagt und uns gefragt, wie andere Unternehmen das Problem der Kleiderordnung lösen. Stewardessen zum Beispiel werden einheitlich von ihren Fluggesellschaften eingekleidet. Schließlich repräsentieren sie das Unternehmen.

Warum also sollte nicht auch das Team einer Dentalpraxis gut aussehen und ein in sich schlüssiges Praxisbild nach außen transportieren? Wir sind bei unseren Überlegungen zu dem Schluss gekommen, dass **gerade** Zahnarztpraxen ein stimmiges Bild – und dazu zählt nun einmal auch die optische Präsenz – nach außen abgeben sollten. Schließlich sind ZahnärztInnen die einzig wahren SchönheitschirurgInnen! Da kann noch so viel Haut gestrafft, können noch so viele Körperteile mit Silikon aufgepolstert werden, wenn beim Lachen ein Zahn fehlt, mindert das oftmals nicht nur das eigene Körpergefühl, sondern folglich auch die Außenwirkung.

Wir haben uns dazu entschlossen, nicht nur das Aussehen anderer Menschen zu unterstützen, sondern mit gutem Beispiel voranzugehen. Ein erster Schritt war es deshalb, unsere MitarbeiterInnen mit einheitlichen Poloshirts auszustatten. Ein Fehler, wie sich schnell herausstellte. Warum? Die Shirts haben bereits nach kurzer Zeit ihre Passform verloren, der Aufdruck löste sich ebenfalls ab. Die Lösung: Polos weg, Blusen her. Die Herausforderung bei der Anschaffung von Blusen bestand nun wiederum darin, dass wir Blusen finden wollten, die keine Saisonartikel sind. Schließlich wollen wir das Modell immer wieder nachkaufen können.

Ferner haben wir uns Gedanken über die Farbwahl unserer Blusen gemacht. Wir haben uns letztlich für orangefarbene Blusen entschieden. Weil diese Blusen nicht ganz blickdicht sind, spendieren wir unserem Team auch die orangefarbenen Tops für darunter.

Wenn Sie sich jetzt auch Gedanken über die Farbe Ihrer Blusen machen, machen Sie sich direkt zwei Gedanken: Welche Blusen- bzw. Hemdenfarbe tragen die ZahnärztInnen und welche das Assistenzpersonal? Warum diese Unterscheidung nötig ist, möchte ich Ihnen an einem kurzen Beispiel erläutern:

In der Praxis, in der meine Frau ihre Assistenzzeit absolvierte, trugen alle MitarbeiterInnen die gleiche Farbe. Auch die ZahnärztInnen. Männliches Personal wurde von PatientInnen automatisch als Zahnarzt deklariert. In diesem Fall sogar zutreffend, aber es hätte sich ja auch um einen Zahnarzthelfer handeln können. Meiner Frau hingegen passierte es nicht nur einmal, dass eine PatientIn nach der Behandlung fragte: „Und wann kommt der Zahnarzt?“ Um also zu vermeiden, dass Männer automatisch als Zahnarzt und Frauen automatisch als Assistenzpersonal eingestuft werden, empfiehlt es sich, mit Hilfe von unterschiedlich farbigen Oberteilen die Position in der Praxis zu verdeutlichen. Das erspart sowohl Ihren PatientInnen als auch Ihrem Team peinliche Momente.

Um zu vermeiden, dass die Farbe der Blusen im Laufe der Zeit von MitarbeiterIn zu MitarbeiterIn variiert, haben wir uns zudem eine Praxiswaschmaschine angeschafft. Sie schmunzeln? Wir haben diese Entscheidung ganz bewusst getroffen, denn waschen die MitarbeiterInnen ihre Wäsche zu Hause, landet die Arbeitsbluse schon mal mit anderer Farbwäsche oder schwarzen Socken zusammen in einer Trommel. Heraus kommt eine Bluse mit anderem Farbton. Stellt man nun noch mehrere MitarbeiterInnen nebeneinander, hat man eine ganze Variation an Weiß- oder Orangetönen vor sich. Kaufen Sie eine Waschmaschine, ernennen Sie eine Wäschebeauftragte und waschen Sie die Praxiskleidung ab sofort in der Praxis. Dabei sollten Sie natürlich auch hier darauf achten, Weiß- und Buntwäsche zu trennen. Um Ihrer Wäschebeauftragten das Sortieren zu ersparen, empfiehlt es sich deshalb, zwei Wäschetonnen bereitzustellen. Eine für die farbige Praxiswäsche, eine für die weiße.

Damit die Wäsche nach der Reinigung wieder zu ihrer „TrägerIn“ findet, gibt es zwei mögliche Systeme. Im System „Klinik“ gibt es keine fest zugewiesene Kleidung. Hier gibt es nur ein Kleiderregal, aus dem sich jeder die benötigten Kleidungsstücke in seiner Größe herausnimmt. Diese Variante wird oft im Operationssaal von Kliniken verwendet. Demgegenüber existiert die individualisierte Kleidervergabe, bei der jede MitarbeiterIn eine bestimmte Menge an Kleidung ausgehändigt bekommt. Mit Hilfe von eingearbeiteten Farb- oder Namensbändern wird die individuelle Zuordnung der Kleidungstücke möglich.

Sollten Sie sich für das individuelle Wäschemodell entscheiden, sollte Ihre Kleidungsbeauftragte alle Kleidungsstücke vor der Herausgabe an eine MitarbeiterIn kennzeichnen. So könnten alle Hosen mit H1, H2, H3 usw., Blusen mit B1, B2, B3, B4, B5 usw. gekennzeichnet sein. Bei der Übergabe werden jetzt die jeweiligen Kleidungskürzel schriftlich notiert und von der MitarbeiterIn, die sie erhält, abgezeichnet. Nun weiß nach der Wäsche jede KollegIn, welche der Kleidungsstücke die ihren sind. Ferner wissen bei einer Kündigung alle ganz genau, welche Kleidungsstücke zurückgegeben werden müssen. So vermeiden Sie, dass Kleidungsstücke wie Hosen und Gürtel nach einer Kündigung „verloren" gehen und die ehemalige Angestellte mit Ihrer Hose und Ihrem Gürtel auf dem Teamfoto einer anderen Praxis auftaucht.

Und noch ein Tipp am Rande: Wenn Sie in Ihrer Praxis ein kleines, elektronisches Etikettiergerät besitzen, lassen Sie mal checken, ob es nicht ein Textilband dafür gibt, mit dem Sie Namensetiketten zum Aufbügeln ausdrucken können. So kann jede MitarbeiterIn ihre persönliche Praxiskleidung eindeutig kennzeichnen.

Zurück zur einheitlichen Präsenz: Nach einer Weile haben wir festgestellt, dass ein einheitliches Oberteil allein noch keinen stimmigen Look ausmacht. Seither kaufen wir weiße Hosen in Jeansqualität. Natürlich haben wir unsere Entscheidung auch hier vorab getestet. Dazu haben wir zunächst verschiedene Modelle geordert. Um sicherzugehen, dass das jeweilige Modell zu jeder Figur passt, haben wir mehrere MitarbeiterInnen probetragen lassen. So konnten wir sicherstellen, dass die Hose jeder Körperform schmeichelt. Ziel unserer Kleiderdiskussion war schließlich ein einheitliches und vor allem auch adrettes Aussehen.

Inzwischen kostet bei uns keine Hose weniger als 50 Euro. Bei der ständigen Beanspruchung durch das Waschen zahlt sich das aus. Jede Vollzeitkraft erhält bei uns drei Garnituren, Prophylaxeassistenzen teilweise sogar vier. Die RezeptionistInnen haben sich hingegen für einen Stiftrock entschieden, was inzwischen sogar das Markenzeichen unserer Praxis geworden ist. Das i-Tüpfelchen dieses Outfits sind die dazu getragenen Stiefel, für die sich unsere RezeptionsmitarbeiterInnen ebenfalls von selbst ausgesprochen haben.

Die Basis für ein einheitliches Auftreten haben wir damit gelegt. Als sich eine unserer Angestellten einen Gürtel als Accessoire für die Hose kaufte, haben wir auch dies als Idee aufgegriffen und allen MitarbeiterInnen einen weißen Gürtel gestellt. Das sieht nicht nur noch besser aus, es vermeidet zudem, dass unsere Angestellten alle zwei Minuten ihre Hose hochziehen.

Um zu vermeiden, dass sich alte weiße Pantoffeln oder Crooks zum neuen Kleidungssystem gesellen, haben wir uns ferner dazu entschlossen, auch die passenden Schuhe zum Praxis-Outfit zu stellen. Wir haben uns dabei bewusst gegen Turnschuhe entschieden, schließlich arbeiten wir nicht auf einem Sportplatz. Stewardessen oder Bankangestellte laufen auch den ganzen Tag umher und tragen weder Turnschuhe noch Schlappen.

Und nun kommen wir zur Wirkung des Ganzen. Sie glauben gar nicht, was so ein stimmiges Praxisoutfit alles ausmacht! Nun werden Sie vielleicht sagen: „Alles schön und gut, aber Praxiskleidung kostet Geld." Richtig! Aber nicht nur unser Team fühlt sich wohl, auch unseren PatientInnen ist der neue Look aufgefallen. Die Resonanz ist wirklich überaus positiv.

Zugegeben, unsere Praxiskleidung kostet circa 500 Euro pro MitarbeiterIn. Unsere Außendarstellung ist uns diese Investition jedoch wert. Nicht nur, dass unser Team jederzeit gut aussieht, seither gibt es auch keine ungewollten morgendlichen Überraschungen mehr, wenn eine MitarbeiterIn ihr neues Privatoutfit präsentiert.

Und noch ein Tipp zum Schluss: Erwähnen Sie den „Dresscode" Ihrer Praxis bereits im Bewerbungsgespräch, damit die Wichtigkeit dieses Themas schon vor Vertragsunterschrift klar ist. Hilfreich ist es, BewerberInnen Praxiskleidung und Schuhe einfach während des Vorstellungsgesprächs zu zeigen. Bei uns haben tatsächlich ein paar InteressenInnen die Anstellung abgelehnt, weil sie nicht ihr eigenes Schuhwerk hätten tragen dürfen. Das kommt vor, aber es ist immer noch besser, Sie haben das vor Dienstantritt ausgeschlossen, als dann nach Arbeitsbeginn eine Diskussion mit der neuen MitarbeiterIn führen zu müssen. Das bringt nur Unruhe in Ihr Team. Und schon eine Ausnahme macht all Ihre Bemühungen kaputt. Was Eine darf, dürfen Alle!

Praxiskleidung mit Namen

Nachdem wir über unsere eigene Praxiskleidung verfügten, haben wir die Blusen zusätzlich mit den Namen unserer MitarbeiterInnen besticken lassen. Wir dachten, es wäre ein schönes Gimmick sowie eine zusätzliche Bindung unserer Angestellten an uns und unsere Praxis. Schnell wurde uns jedoch klar, dass man mit einem Namen auf einen T-Shirt niemanden stärker bindet oder gar hält. Wer kündigen möchte, kündigt. Ihre personalisierte Praxiskleidung wandert dann in den Müll. Eindeutig zu schade!

Deshalb unser Tipp: Verwenden Sie stattdessen ein schönes Magnet-Namensschild. So wissen ihre PatientInnen auch, mit wem sie es zu tun haben und Sie können die Bluse oder das T-Shirt auch nach einer Kündigung weiterverwenden.

Praxiskleidung mit Ihrem Praxisnamen, Ihrem Logo oder Ihrem Slogan ist dagegen sehr empfehlenswert, bedarf aber auch einiger Vorüberlegungen. So sollten Sie sich hierfür unbedingt einen Lieferanten (z. B. **VIVO** Textilgroßhandel) suchen, der die von Ihnen ausgesuchte Kleidung über einen langen Zeitraum nachliefern und gleichzeitig besticken kann. Nichts ist teurer, als die Kleidung bei Firma X zu kaufen und bei Firma Y besticken zu lassen. Wählen Sie einen Betrieb, der beides offeriert, sind Sie für den Fall, dass er sich verschreibt, abgesichert. Wählen Sie hingegen zwei verschiedene Firmen, zahlen Sie am Ende die unbrauchbaren Kleidungsstücke im Fall eines Fehldrucks. Unnötige Diskussionen, denen Sie mit etwas Vorabrecherche gut aus dem Weg gehen können.

Styling – Das richtige Gesamtpaket

Bedenken Sie noch einen kleinen, wichtigen Punkt: Zu einem tollen Outfit gehört auch das entsprechende Styling. Für viele Praxisangestellte ist dies ein unbeliebtes Thema. Verständlich, denn eigentlich ist es jedem selbst überlassen, ob und wie sich gestylt wird.

Wir haben uns aber auch hier vom Berufsstand der FlugbegleiterInnen inspirieren lassen. Für Stewardessen gibt es klar definierte Make-Up-Vorgaben. Unter anderem sind sie dazu angehalten, ihr Make-Up alle zwei Stunden aufzufrischen, nach vier Stunden müssen sie es komplett entfernen und erneuern. Manche Airlines haben sogar eine eigene Schminkvorgabe, damit alle Angestellten gleich geschminkt sind.

Soweit wollen wir ja gar nicht gehen, aber wir haben unseren MitarbeiterInnen ein leichtes Tages-Make-Up ans Herz gelegt. Natürlich war dieser Wunsch für einige unserer Angestellten zunächst etwas befremdlich. Aber wenn der Großteil Ihres Teams einverstanden ist, ziehen meist auch die zunächst skeptischen MitarbeiterInnen mit. Denn wer will schon schlecht neben seiner KollegIn aussehen? Es kann natürlich auch passieren, dass sich Teammitglieder vehement gegen Make-Up aussprechen. Setzen Sie diese nicht unter Druck. Suchen Sie stattdessen das Gespräch und versuchen Sie Ihre MitarbeiterIn von den Vorzügen zu überzeugen.

Bei uns gab es zum Beispiel MitarbeiterInnen, die sich für unseren Praxis-Fototermin das erste Mal in ihrem Leben geschminkt haben bzw. sich auf Eigeninitiative vor dem Termin professionell haben schminken lassen. Sie fanden sich danach so attraktiv, dass das Thema Styling beim anschließenden Fototermin ausgiebig diskutiert wurde. Kurzerhand fanden sich mehrere KollegInnen zu einem gemeinsamen Schminkkurs zusammen. Eine unbeabsichtigte, aber schöne, teambildende Maßnahme. Deshalb haben wir uns als Praxisinhaber auch dazu entschlossen, die Kosten für den Kurs zu übernehmen.

Sie fragen sich noch immer nach der Notwendigkeit von Make-Up? Es ist natürlich jedem selbst überlassen, wie mit der Thematik umgegangen wird. In unserem Fall hat sich der anfangs kritisch beäugte Wunsch nach einem Tages-Make-Up inzwischen zu einer Win-Win-Situation entwickelt. Unsere MitarbeiterInnen fühlen sich gut, das wiederum macht sich in deren Privatleben bemerkbar und wir als Praxisinhaber profitieren wiederum davon und sind ebenfalls glücklich.

Kann ich (mal) das gleiche Gehalt bekommen wie meine Kollegin?

Sie werden es in Ihrem Team sicherlich auch schon mitbekommen haben: MitarbeiterInnen vergleichen ihre Gehälter untereinander. Dabei wird aber nur das Basis-Brutto-Gehalt verglichen, ohne dabei die vereinbarte Wochenstundenanzahl einzubeziehen. So passiert es schnell, dass die Angestellte mit 38 Stunden verärgert ist, weil ihre KollegIn angeblich mehr verdient. Dass diese aber 40 Stunden arbeitet, fällt dabei oft unter den Tisch. Warum? Weil Ihre Angestellte mit 38 Arbeitsstunden, genauso wie ihre KollegIn mit 40 Arbeitsstunden, laut Vertrag eine Vollzeitstelle besetzt. Diese Vergleiche bringen also nichts als Unruhe in Ihr Team. Eine einfache, aber effiziente Lösung ist es, alle Vollzeitkräfte mit 40 Stunden zu beschäftigen.

Teilzeitkräfte hingegen haben oft Gehaltsvorstellungen, die auf eine Vollzeitstelle hochgerechnet, ein horrendes Gehalt bedeuten würden. Bei uns hat es sich als praktisch erwiesen, dass eine Teilzeit-BewerberIn ihre Gehaltsvorstellungen hochgerechnet auf eine 40-Stunden-Woche darlegen muss. Größtenteils wird ihnen dann ganz schnell bewusst, welches Gehalt sie eigentlich gerade verlangen.

Ferner sollten Sie sich nicht auf Gehaltsverhandlungen aufgrund von Nachwuchs, Trennung oder ähnlichen Gründen einlassen. Natürlich ist es verständlich, dass eine MitarbeiterIn mit Kind mehr Ausgaben hat, wobei Sie ihr vielleicht gern unter die Arme greifen würden. Aber seien Sie sich immer bewusst: Eine Ausnahme spricht sich schnell herum und führt zur Regel. So werden sich andere Angestellte schnell benachteiligt fühlen. Die Folge: Die gute Stimmung in Ihrem Team ist dahin und Sie kommen aus den Gehaltsverhandlungen nicht mehr heraus.

Kann ich auch (mal) Weihnachtsgeld haben?

Es ist immer wieder erstaunlich, wie viel und gleichzeitig wenig sich Angestellte mit dem Thema Gehalt auseinandersetzen. Ständig werden, wie eben beschrieben, nur die Basis-Bruttoverdienste verglichen. Das führt schnell zum Unmut unter den KollegInnen oder zu einem angespannten Verhältnis zwischen Chefetage und Team, da sich die eine oder andere MitarbeiterIn schlecht bezahlt fühlt und somit nicht genug wertgeschätzt. Und das, obwohl sie möglicherweise insgesamt sogar mehr verdient als ihre KollegIn.

Aus eigener Erfahrung ist es deshalb sehr ratsam, eine Verschwiegenheitsklausel bezüglich des Gehalts in die Arbeitsverträge zu integrieren. Und trotzdem werden immer wieder Informationen an die Öffentlichkeit sickern. Vielleicht aber nicht so viele, wie ohne diese Klausel.

Zur Veranschaulichung möchte ich Ihnen wieder einen Beispielfall darlegen: MitarbeiterIn X verdient im Monat 1.600 Euro brutto. Sie unterhält sich mit MitarbeiterIn Y und diese ist anschließend enttäuscht, da sie monatlich nur 1.500 Euro brutto verdient. Was MitarbeiterIn Y „vergessen" hat, oder nicht als Gehalt ansieht, ist ihr „Weihnachtsgeld" in Höhe eines Monatsgehaltes. Dies bekommt MitarbeiterIn X nicht. Schlussfolgernd verdient MitarbeiterIn Y auf das Jahr gesehen sogar mehr als MitarbeiterIn X, denn wenn man ihr „Weihnachtsgeld" von 1.500 Euro gleichmäßig auf die anderen zwölf Monatsgehälter verteilt, verdient sie 1.625 Euro brutto im Monat. Zudem erhält sie vielleicht monatlich noch eine vermögenswirksame Leistung (VL) in Höhe von 40 Euro oder ein Fahrgeld. Auch das zählt sie nicht zu ihrem Gehalt.

Da diese Gehaltsnebenfaktoren bei Gesprächen unter KollegInnen immer wieder unter den Tisch fallen, sollte sich jede ArbeitgeberIn vorab überlegen, wie sie mit diesem Thema umgeht. Wir haben unseren MitarbeiterInnen früher die Wahl gelassen, ob sie Weihnachtsgeld oder eine Verteilung auf das monatliche Entgelt haben möchten. Erstaunlich war, dass sich die MitarbeiterInnen mit monatlicher Verteilung später nicht mehr an unser Gespräch zu diesem Thema erinnern konnten. Stattdessen sahen wir uns mit der Frage konfrontiert, warum ein Teil des Teams „Weihnachtsgeld" erhält und der andere Teil nicht.

Wir haben daraus gelernt und sind nun dazu übergegangen, keiner Angestellten mehr Weihnachts-/Urlaubsgeld zu zahlen. Stattdessen bekommt jede ArbeitnehmerIn ihr Monatsentgelt und fertig.

Ich möchte noch einmal darauf hinweisen: Machen Sie es schriftlich! Und wenn Sie schon einmal dabei sind, halten Sie in Ihrem Arbeitsvertrag fest, ob Rosenmontag, Silvester und Heiligabend als Urlaubstage gelten oder nicht. Dann gibt es später auch hier keine unnötigen Diskussionen.

Kann sich (mal) einer bedanken?!

Sie entscheiden sich, einen Praxisausflug zu veranstalten und denken, alle MitarbeiterInnen freuen sich darauf? Mitunter nicht!

Wir haben die Erfahrung machen müssen, dass nicht alle Teammitglieder das von uns gewählte Thema des Praxisausfluges für gut befanden. Enttäuschend, wo wir uns doch so viel Mühe gegeben haben, es allen Recht zu machen. Wir haben sogar versucht, uns nicht über im Vorfeld aufgeschnappte Aussagen wie „Wenn es das wäre, fahre ich nicht mit!" oder „Das fände ich doof!" zu ärgern. Diese geringe Wertschätzung zehrt jedoch an den Nerven und erstickt jegliches Bedürfnis, sich weiterhin um einen Praxisausflugstag zu bemühen.

Freunden Sie sich also bereits im Vorfeld damit an, es nicht allen Angestellten Recht machen zu können! Hier treffen nun einmal individuelle Vorlieben und Interessen verschiedener Menschen aufeinander. Unsere Lösung: Wir überlassen es seither unseren MitarbeiterInnen selbst, den Praxisausflug zu organisieren. Außerdem ist die Teilnahme freiwillig. Ganz wichtig bei dem Vorhaben, einen Praxisausflug anzubieten, sind zudem:

- Seien Sie nicht enttäuscht über die Nicht-TeilnehmerInnen, sondern freuen Sie sich über die TeilnehmerInnen.
- Sagen Sie einen Praxistag nicht wegen weniger TeilnehmerInnen ab. Damit bestrafen Sie die MitarbeiterInnen, die teilnehmen möchten.

Und Sie werden es bereits ahnen, unser Plan geht auf! Wir als Praxisleitung stellen seitdem ein gewisses Budget zur Verfügung, und jedes Jahr organisieren zwei andere MitarbeiterInnen den Praxisausflug. Mittels Onlineumfrageportal **Doodle** wird unter allen Mitarbeitern zwischen drei möglichen Terminen abgestimmt. Das Team wählt den Termin also selbst. Thema und Organisation obliegt dann den zuständigen KollegInnen.

Unsere Erfahrung zeigt, dass auch hier nicht jede MitarbeiterIn die geplante Ausflugsidee gut findet. Ein Lerneffekt! Vor allem für die ArbeitnehmerInnen, die bisher immer unsere Vorschläge kritisiert haben und nun selbst vor der Tatsache stehen, dass ihr vermeintliches Top-Event nicht jeden anspricht.

Ein ähnliches Prozedere empfiehlt sich auch bei der Organisation Ihrer jährlichen Weihnachtsfeier. Lassen Sie die Feier von Ihren Angestellten planen und durchführen. Wir feiern allerdings inzwischen eine jährliche Start-Up-Party anstelle einer Weihnachtsfeier. Erstens sind die meisten Locations vor Weihnachten ohnehin überfüllt, zweitens haben Ihre MitarbeiterInnen kaum Zeit, da bereits diverse andere Weihnachtsfeiern (Vereine, Fitnessstudio, etc.) stattfinden. Das macht die Terminfindung ohnehin schwierig.

Kann das (mal) einer tippen?!

Zum x-ten Mal sehe ich meine RezeptionistIn in die Patientenkartei tippen: „PatientIn sagt ab, ist krank!". Und sie tippt und tippt es bei jeder neuen Absage wieder und wieder. Das kostet Zeit und Geduld. Wir haben uns also Gedanken darüber gemacht, wie wir die dafür draufgehende Zeit im digitalen Zeitalter einsparen können. Und tatsächlich können Sie diesem Problem mit Hilfe Ihrer Praxissoftware ganz einfach ein Ende bereiten. Programmieren Sie sich eine neue Position in Ihrem Programm und hinterlegen Sie es mit einer Textabfrage der am häufigsten verwendeten

Telefonvermerke. Wir haben unsere Position mit „t“ für Telefondokumentation benannt. Bekommt Ihre MitarbeiterIn nun einen Anruf mit einer Absage, muss sie nur noch ein „t“ in das Programm eintippen. Dadurch öffnet sich ein Abfragefeld mit den vorab gespeicherten Standardeinträgen. Nun muss ihre MitarbeiterIn nur noch die gewünschte Notiz anklicken und erspart sich zeitfressendes Tippen.

Hier ein paar Anregungen der (zumindest in unserer Praxis) am häufigsten notierten Telefonvermerke:

- Pat sagt ab, krank.
- Pat sagt ab, muss arbeiten.
- Pat sagt ab, ohne Grund.
- Pat sagt ab, ist in Urlaub.
- Pat hat Termin vergessen.
- Pat meldet sich selber für neuen Termin.
- Ehefrau sagt ab für Ehemann.
- Ehemann sagt für Ehefrau ab.

Im Programm sieht das dann folgendermaßen aus:

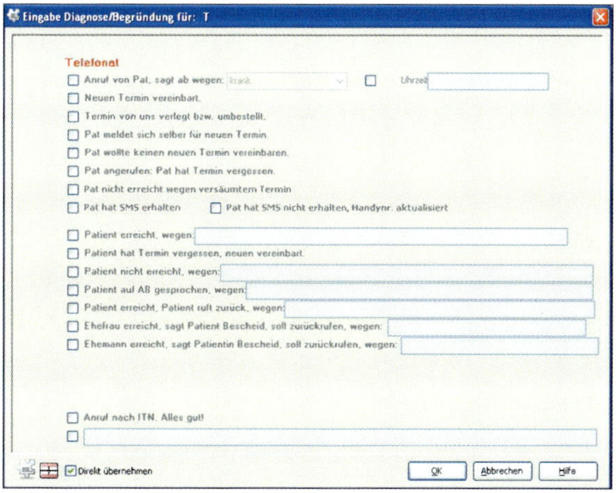

Ich geh' jetzt (mal), mein Jahresurlaub steht mir zu!

Was Sie jetzt lesen, werden Sie mir vielleicht zunächst nicht glauben. Selbst von meinem Rechtsbeistand bekam ich erst einmal nur „Unglaublich oder, Herr Kaul?!" zu hören. Was sich nämlich an folgendem Fallbeispiel zeigt: Unterschätzen Sie Ihre MitarbeiterInnen nicht! Sie kennen ihre Rechte ganz genau.

Aber ich will Sie nicht länger auf die Folter spannen. Stellen Sie sich also folgendes Szenario vor:

Eine MitarbeiterIn arbeitet das erste Kalenderhalbjahr in Ihrer Praxis und kündigt schließlich zum 31. Juli des laufenden Jahres.
- Frage 1: Welchen Urlaubsanspruch hat sie?
- Frage 2: Wie viel Urlaub müssen Sie ihr noch gewähren?

Antwort: Sie hat Anspruch auf den kompletten Jahresurlaub und Sie müssen ihr diesen auch gewähren. Glauben Sie nicht? Sollten Sie aber, denn eine ArbeitnehmerIn, die das erste Kalenderhalbjahr komplett in einem Unternehmen arbeitet, hat bei Kündigung im zweiten Kalenderhalbjahr Anspruch auf den gesamten Jahresurlaub. Nicht so wie wir dachten, anteilig auf die Beschäftigungsmonate im Unternehmen gerechnet.

Wenn Sie, wie wir bisher, auch großzügige Chefs sind und allen MitarbeiterInnen 30 Tage Jahresurlaub gewähren, wären Sie in diesem Fall doppelt bestraft. Schließlich bedeutet die Kündigung nicht nur den Verlust einer KollegIn und erfordert die Suche nach einer neuen Kraft auf dem Arbeitsmarkt. Sie müssen Ihre MitarbeiterIn zudem auch einige Tage früher, als eh schon gesetzlich verpflichtet, freistellen (Pflicht sind 20 Urlaubstage im Jahr).

Im schlimmsten Fall kann es sogar dazu kommen, dass Ihre Angestellte fast mit dem Tag der Kündigung das Unternehmen verlässt. Wie das sein kann? Bei einer Fünf-Tage-Woche beträgt der gesetzliche Anspruch auf Jahresurlaub 20 Tage, also vier Wochen. Steht in Ihrem Vertrag jedoch ein Jahresurlaub von sechs Wochen, müssen Sie diese sechs Wochen auch gewähren. Sie könnten sich im Fall der Fälle nicht auf die gesetzliche Vorgabe berufen.

Warum es diese Regelung gibt? Hierhinter steckt der Gedanke, dass in Arbeitsverträgen oft eine Urlaubssperre für die ersten sechs Monate bei Neuanstellung enthalten ist. Da jedoch ein gesetzlicher Anspruch auf einen Jahresurlaub besteht, müssen Sie Ihrer MitarbeiterIn den vertraglich (nicht gesetzlich) geregelten Jahresurlaub gewähren, da sie aufgrund der beim neuen Arbeitgeber bestehenden Sperre von sechs Monaten sonst gar keinen gesetzlich geregelten Jahresurlaub antreten kann.

Sie fragen sich nun, wie Sie sich zum einen als ArbeitgeberIn davor schützen können und Ihren MitarbeiterInnen trotzdem mehr als 20 Urlaubstage im Jahr gewähren können? Holen Sie sich hierzu unbedingt Auskunft bei Ihrer JuristIn ein. Da es sich um eine ungeklärte Grauzone handelt, kommt es hier auf eine sehr genaue Formulierung im Vertrag an. Bisher wurde allerdings noch kein rechtskräftiges Urteil zu diesem Thema gesprochen.

Wir haben diese Angelegenheit folgendermaßen in unseren Arbeitsverträgen festgehalten:

„Ausgehend von einer 5-Tage-Woche hat der Arbeitnehmer einen gesetzlichen Anspruch auf einen bezahlten Jahresurlaub von 20 Tagen (= 4 Wochen ≙ 160 Arbeitsstunden bei einer 40-Stunden-Woche), wobei alle Kalendertage, die nicht Sams-, Sonn- oder gesetzliche Feiertage sind, als Arbeitstage gelten. Über diesen gesetzlichen Urlaubsanspruch hinaus, gewährt der Arbeitgeber im Anschluss an den gesetzlichen Jahresurlaub 0,83 zusätzliche Freizeittage pro Monat. Beispiel: Bei Zugehörigkeit vom 1.1.–31.12. = 12 Monate × 0,83 Tage = 10 Freizeittage ≙ 80 Arbeitsstunden. Bei Anstellung im laufenden Kalenderjahr (also nicht zum 01.01.) oder Kündigung oder mehr als 6 Krankheitswochen im Jahr (≙ 240 Arbeitsstunden) besteht kein Anspruch auf Anrechnung oder Abgeltung dieser Freizeittage."

Passiert es Ihnen nun, dass eine MitarbeiterIn im zweiten Halbjahr ihren ganzen Jahresurlaub geltend macht, überreichen Sie ihr unten stehendes Formular und lassen es sich von der ArbeitnehmerIn gegenzeichnen. Damit sind Sie im Falle einer Kündigung auf der sicheren Seite.

Urlaubsbescheinigung nach § 6 BUrlG

Frau/Herr ______________________________
(*Geburtsdatum, Adresse*)

war im Kalenderjahr ________ vom ________ bis ________ bei mir/uns beschäftigt.

Der gesamte Jahresurlaub für das Kalenderjahr ________ beträgt _____ Arbeitstage (ggf. aus dem Vorjahr übertragener Urlaub ist nicht mit gerechnet).

Für das Kalenderjahr ________ wurden bislang _____ Urlaubstage gewährt und vom Arbeitnehmer genommen. Zudem wurde(n) ______ Arbeitstage abgegolten.

Ein weiterer Urlaubsanspruch beim neuen Arbeitgeber für das Jahr ________ besteht somit nicht mehr.

Die oben genannten Angaben sind richtig:

______________________________ ______________________________

Ort/Datum/Unterschrift Arbeitgeber Ort/Datum/Unterschrift Arbeitnehmer

Anmerkung:
Diese Urlaubsbescheinigung gehört offiziell zu den Arbeitsunterlagen und ist somit dem neuen Arbeitgeber auszuhändigen.

Für weitere Informationen suchen Sie im Internet nach „§6 BUrlG (Bundesurlaubsgesetz)“ oder „Bundesurlaubsgesetz Kündigung zweites Halbjahr“. Sie werden einige hilfreiche Tipps finden sowie das Formular als Dateivorlage. Ferner gehört diese Urlaubsbescheinigung offiziell zu den Arbeitsunterlagen, die Sie Ihrer MitarbeiterIn beim Wechsel in eine andere Praxis mitgeben. Ihre ehemalige KollegIn ist daher verpflichtet, sie der neuen ArbeitgeberIn vorzulegen. So weiß diese direkt, wie sich die MitarbeiterIn von der alten ArbeitgeberIn verabschiedet hat.

Abschließend möchte ich Ihnen anhand eines Beispiels nochmals die Wichtigkeit dieser Bescheinigung näherbringen. Ich denke, dass Sie nach der Schilderung meines Fallbeispiels einmal mehr verstehen werden, warum Sie als „verlassene“ ChefIn diese Bescheinigung ausstellen und als „neue“ ChefIn vor dem ersten Arbeitstag unbedingt einfordern sollten.

Angenommen eine neue MitarbeiterIn beginnt Ihre Stelle am ersten April des laufenden Jahres. Bei Ihrer alten ChefIn hatte sie 24 Tage Jahresurlaub, bei Ihrer neuen ArbeitgeberIn beträgt der Jahresurlaub 30 Tage. Gehen wir nun davon aus, dass sich die neue ChefIn keine Urlaubsbescheinigung von der neuen Angestellten hat aushändigen lassen. Bis zum November des laufenden Jahres nimmt die neue MitarbeiterIn nun 22,5 Tage Urlaub. Danach fragt sie Ihre ArbeitgeberIn, wann sie die restlichen 7,5 Urlaubstage ihres 30-tägigen Jahresurlaubs nehmen soll: „Noch dieses Jahr oder darf ich die restlichen Tage mit ins nächste Jahr nehmen?". Sie werden nicht verwundert sein, dass die neue ChefIn überrascht ist. Weil die neue MitarbeiterIn aufgrund ihrer Anstellung ab dem ersten April nicht zwölf, sondern nur neun Monate im laufenden Jahr bei ihr beschäftigt ist. Somit stehen ihr auch nur 9/12 des Jahresurlaubes zu. Das entspricht 22,5 Urlaubstagen, die zu diesem Zeitpunkt bereits abgegolten sind. Um sich Rat zu holen und auf der sicheren Seite zu sein, kontaktiert die neue ArbeitgeberIn ihre RechtsanwältIn und erfährt Folgendes: Wenn eine Angestellte bei ihrer ersten ArbeitgeberIn im laufenden Jahr noch keinen Urlaubsanspruch geltend gemacht hat, so hat sie an ihrem neuen Arbeitsplatz Anspruch auf ihren vollen Jahresurlaub. Gesetzlich hat eine Angestellte nur einen Anspruch auf einen Jahresurlaub von vier Wochen. Da die neue Praxis aber 30 Tage Urlaub gewährt und die MitarbeiterIn bereits länger als sechs Monate in diesem Unternehmen beschäftigt ist, bekommt sie Recht und kann die gesamten 30 Tage Jahresurlaubstage einfordern. Und dies, obwohl sie nur ein dreiviertel Jahr bei Ihrer neuen ArbeitgeberIn gearbeitet hat.

Mit dem Einfordern der Urlaubsbescheinigung der vorherigen ArbeitgeberIn wäre dies nicht passiert. Die ArbeitnehmerIn des eben beschriebenen Falls hat also für ihre Zwecke clever gehandelt. Denn durch ihr Vorgehen kann sie eineinhalb Tage mehr Urlaub genießen, als ihr normalerweise zustehen. Angenommen sie hätte sechs Tage Urlaub bei Ihrer alten ArbeitgeberIn genommen, würden Ihr bei der neuen ChefIn regulär nur 22,5 weitere Urlaubstage zustehen. In Summe also 28,5 Tage Urlaub. Durch das „Unterschlagen" der Urlaubsbescheinigung hat sie nun einen Anspruch auf 30 Urlaubstage.

Ob dieses Verhalten moralisch korrekt und eine gute Basis für eine lange Zusammenarbeit mit der neuen ArbeitgeberIn ist, sei dahin gestellt. Juristisch gesehen ist die ArbeitnehmerIn auf jeden Fall im Recht. Was bedeutet, dass Sie ihr als ChefIn im Fall der Fälle den kompletten Jahresurlaub gewähren müssen. Auch wenn Sie nur 75% ihrer Arbeitskraft bekommen haben. Wie bereits an anderer Stelle erwähnt, haben wir in unserer Praxis deshalb die Urlaubstage, die wir über den gesetzlichen Mindestanspruch von 20 Tagen hinaus gewähren, in „Freizeittage" umbenannt. Wir gewähren unsere zehn „Freizeittage" immer ab dem nächsten Januar. Eine gute Lösung, denn dadurch bezieht sich die gesetzliche Vorgabe nur auf den gesetzlichen Anspruch von 20 Urlaubstagen und nicht auf die von uns zusätzlich gestatteten zehn „Freizeittage". Dies ist besonders für Einbehandlerpraxen interessant, die Ihre Praxis schließen, wenn die ChefIn Urlaub hat.

Kann die gekündigte Mitarbeiterin noch in die Praxis?

Wie viele Ihrer MitarbeiterInnen besitzen einen Praxisschlüssel? Und was passiert mit diesem Schlüssel, wenn eine Angestellte kündigt oder gekündigt wird? Muss sie den Schlüssel direkt abgeben?

Es mag übervorsichtig erscheinen, aber denken Sie mal darüber nach, was alles passieren kann, wenn eine Angestellte ihren Praxisschlüssel nicht abgibt. Beispielsweise weil sie sich mit dem Tag der Kündigung krankschreiben lässt. Was dann? Die MitarbeiterIn könnte nachts in Ihre Praxis, ohne dass Sie es direkt erfahren. Finden Sie übertrieben? Alles schon passiert.

Wir hatten beispielsweise den Fall, dass eine MitarbeiterIn ihren persönlichen Spind nachts ausgeräumt hat, nur damit sie niemandem mehr über den Weg läuft.

Und der Schlüssel? Im Zeitalter der Digitalisierung haben Sie die Möglichkeit, ein Türschloss mit Chip anzuschaffen. Diese Schlösser können heute fast in jede Tür integriert werden. Zudem sind die Kosten für weitere Zutrittschips/-magneten wesentlich geringer als Nachschlüssel für eine Schließanlage.

Ein weiterer Vorteil dieser Zutrittskontrolle ist, dass Sie jeden Zutrittschip/-magneten einzeln sperren können. So können Sie im oben genannten Fall sicherstellen, dass Ihre ehemalige MitarbeiterIn auch bei Einbehalten des Chips keinen Zutritt mehr zu Ihren Praxisräumen hat. Sie können ihren Chip mit dem Tag der Kündigung deaktivieren und ihr somit den selbständigen Zutritt verweigern. Außerdem zeichnet die dazugehörige Software jede Aktivität am Schloss auf.

Im Falle der Chipvariante müssten Sie also nicht gleich eine neue Schließanlage kaufen, bloß weil ein Chip nicht wieder abgegeben wird. Natürlich müssen Sie erst einmal investieren, sparen aber im Unglücksfall einige hundert bis tausend Euro.

Kann das (mal) jemand ausfüllen und zurücksenden?!

Schicken Sie Ihren neuen PatientInnen auch den Anamnesebogen zu, mit der Bitte, diesen auszufüllen und per Post im beiliegenden, bereits frankierten Rückumschlag zurückzusenden? Ja? Dann gleich noch eine nächste Frage hinterher: Wie oft hat sich Ihre Rezeptionskraft bereits geärgert, dass dieser Bitte nicht nachgekommen wird?

Manche PatientInnen behaupten, den Brief nicht erhalten zu haben. Andere bringen den Bogen erst beim nächsten Praxisbesuch mit, obwohl dem Brief ein frankierter Rückumschlag beilag. Und wieder andere bringen den ungeöffneten Briefumschlag mit und lesen ihn erst an der Rezeption. Das ist nicht nur frustrierend für ihre MitarbeiterInnen, es kostet auch unnötig Zeit und Geld. Ähnlich verhält es sich mit Informationen, die Sie Ihren PatientInnen zusammen mit dem Anamnesebogen zusenden möchten. Denken Sie auch an dieser Stelle an die Nerven Ihrer MitarbeiterInnen, an die Umwelt und an das verschenkte Porto.

Wir sind aus oben genannten Gründen auf Online-Anamnese- und Anmeldebögen umgestiegen. Es gibt einige Anbieter, die teilweise kostenlos einfache Formularbaukästen im Internet zur Verfügung stellen (z. B. Jotform.com). Den Link zum Anmeldebogen bekommen unsere neuen PatientInnen nun per E-Mail zugesendet.

Ein zusätzlicher Vorteil an diesen Online-Formularen ist, dass Sie Pflichtfelder deklarieren können. Sind diese Felder nicht ausgefüllt, kann der Bogen nicht zurückgesendet werden. Eine wirklich lohnenswerte Option, denn wie oft kommt es sonst vor, dass notwendige Angaben fehlen.

An dieser Stelle noch ein inhaltlicher Tipp: Bauen Sie neben der Abfrage diverser Krankheiten auch das Feld „keine Krankheit" oder „gesund" ein. Gleichzeitig verringert die Onlinelösung den Arbeitsaufwand Ihrer MitarbeiterIn, welche die Formulare im Rahmen der Dokumentationspflicht ohnehin digitalisieren müsste. Ihre Rezeptionskraft kann das Formular nun direkt in die jeweilige Karteikarte Ihrer Praxissoftware integrieren.

Kann (mal) jemand den Verantwortlichen anrufen?!

Stellen Sie sich folgendes Szenario vor: Sie sind im Urlaub und in der Praxis fällt der Strom aus. Und nun stellen Sie sich die Frage: Ist während Ihrer Abwesenheit jemand in Ihrer Praxis anwesend, der weiß, was zu tun ist?

Ein anderer Beispielfall: Ihre Praxissoftware bricht zusammen. Ihre Praxis steht somit still. Was tun Ihre MitarbeiterInnen, damit sie den Praxisbetrieb wie gewohnt ausführen können?

Wir haben eine Lösung gefunden: Erstellen Sie für alle möglichen Notfälle eine Adressliste mit den entsprechenden Kontaktpersonen. Stellen Sie zudem sicher, dass jeder in der Praxis weiß, wo diese Liste liegt oder hängt. Denn es nutzt nichts, wenn man Sie als InhaberIn im Fall der Fälle am anderen Ende der Welt kontaktiert. Es muss direkt Hilfe her.

Mögliche Kontakte auf dieser Liste könnten sein:

- Energieversorger
- Wasserversorger
- Dental-Depot
- Elektrikfirma
- IT-Firma
- Sanitärfirma
- Alarmanlage
- Telefon- und Internetanschluss.

Kann mich (mal) jemand beraten?!

Im täglichen Praxisalltag gibt es immer wieder Fragen, bei denen rechtlicher Beistand gefordert ist. Suchen Sie sich eine RechtsanwältIn, die sich mit Medizinrecht auskennt und bei Bedarf an Ihrer Seite steht. Einen Profi, der Sie bei Beschwerden von PatientInnen genauso wie bei Regressansprüchen gut unterstützen kann. Manchmal sind es nur kleine Rückfragen, die man als ChefIn rechtlich abgeklärt wissen möchte. Hier bietet es sich an, eine Art „Beratungs-Flatrate“ abzuschließen. Fragen Sie Ihre JuristIn, ob sie Ihnen so etwas anbieten kann. So zahlen Sie nicht jede Anfrage einzeln, sondern können Ihre AnwältIn gegen ein monatliches Entgelt jederzeit bezüglich Ihrer rechtlichen Fragen kontaktieren. **ETL**-Köln ist beispielsweise eine Firma, die eine solche „Rechtsanwalts-Flatrate“ anbietet.

Ein ähnliches Vorgehen empfiehlt sich auch bei der Suche nach einer adäquaten SteuerberaterIn. Diese sollte sich im Metier der Zahnmedizin auskennen. Ein beachtlicher Kundenstamm an Dentalpraxen ist ebenfalls von Vorteil. Dies lässt die Annahme zu, dass sie bereits genug Erfahrungen auf dem Gebiet der zahnärztlichen Steuerabrechnung vorweisen kann. Scheuen Sie sich nicht, Ihre SteuerberaterIn zu fragen, ob sie aufgrund der Vielzahl an Klienten eine eigene, fachspezifische Auswertung für Zahnarztpraxen anbieten kann. Um wirklich sicherzustellen, eine fähige SteuerberaterIn gefunden zu haben, testen Sie vor Vertragsabschluss ganz einfach ihr Wissen. Schließlich wäre es mühsam und zeitaufwendig, wenn Sie Ihrer

SteuerberaterIn viele zahnmedizinische Dinge erst erklären müssen. Zudem wäre es hilfreich, wenn die SteuerberaterIn eine für ZahnmedizinerInnen verständliche Darstellung der betriebswirtschaftlichen Abrechnung zur Verfügung stellt. Sehr schön ist es, wenn sie zum Beispiel die Auswertungen mit Ampelfarben aufbereitet.

Warum ich Ihnen diese Kriterien bei der Suche einer SteuerberaterIn an Herz lege? Ganz einfach, ich habe die allgemeinen Unterlagen mit der Vielzahl von Zeilen und Zahlen früher kaum verstanden. Ich konnte nicht einmal meinen Verdienst oder Gewinn in den Tabellen ausmachen. Ihre SteuerberaterIn sollte Ihnen also auf Wunsch eine einfache und verständliche Auswertung Ihrer Praxisbilanz präsentieren können. Schließlich zahlen Sie ihr viel Geld für die Abwicklung Ihrer Steuer. Ferner bringt es Ihnen nichts, einfach nur auf die Richtigkeit ihrer Berechnungen zu vertrauen. Es ist Ihre Praxis, Sie sind dafür verantwortlich! Und deshalb sollten Sie natürlich auch mit Ihrer finanziellen Lage vertraut sein.

Hier ein Beispiel der Steuerberaterkanzlei **Wilde & Partner**:

Chefinformation

Max Muster

Praxisauswertung per **Juni 15**

	2014	2015
Praxiserlöse lt. Buchführung	446.081,00	508.291,36
Fremdlabor u. Implantate/Geldfluß	-43.786,00	-29.670,95
Praxisgesamtleistung/Geldfluß	402.295,00	478.620,41
Zahnarzthonorar lt. Praxis-EDV		
Praxisüberschuss	148.936,00	222.433,72
Steuernachzahlung bis Juni 2015		42.595,30
Liquidität		-6.284,07
Mindestgesamtleistung bis Juni 2015		466.968,54
Mindestgesamtleistung/Monat		77.828,09
Mindestgesamtleistung/Stunde		615,24

Chefinformation

Dres. Paul und Max Muster

Betriebswirtschaftliche Auswertung				**Juni 15**	
Erlöse	***Monatswert***	*Prozentual*	***Jahreswert bis Auswertungsmonat***	*Prozentual*	
KONS Monatsrate	11.910,00	19,73 %	70.700,00	13,91 %	
KONS Quartal	0,00	0,00 %	44.681,85	8,79 %	
KZV/Zahnersatz	9.354,45	15,50 %	66.270,52	13,04 %	
PA/KI	3.363,46	5,57 %	22.029,22	4,33 %	
Kasse/Prothetik	8.668,06	14,36 %	47.574,05	9,36 %	
Privatpatienten	25.875,07	42,86 %	249.432,08	49,07 %	
Prophylaxe-Leistungen	995,55	1,65 %	5.314,70	1,05 %	
Eigenverbrauch/Pkw	0,00	0,00 %	0,00	0,00 %	
Sonstige Einnahmen	199,00	0,33 %	2.288,95	0,45 %	
Praxiserlöse	**60.365,57**	**100,00 %**	**508.291,36**	**100,00 %**	
Fremdlaborkosten	-6.778,31	-11,23 %	-27.732,52	-5 46 %	
Implantate	-138,42	-0,23 %	-1 .938,43	-0 38 %	
Praxisgesamtleistung	**53.448,85**	**88,54 %**	**478.620,42**	**94,16 %**	
davon Eigenlaborumsatz (netto)	11.174,88	18,51 %	71.873,26	14,14 %	
Kosten	***Monatswert***	*Prozentual*	***Jahreswert bis Auswertungsmonat***	*Prozentual*	
Personalkosten	22.765,08	37,71 %	118.769,19	23,37 %	●
Raumkosten	4.820,17	7,98 %	30.157,96	5,93 %	●
Finanzierungskosten	2.623,53	4,35 %	8.331,53	1,64 %	●
Gebühren KZV/Abgaben	0,00	0,00 %	3.029,61	0,60 %	●
Factoringgebühr	1.101,83	1,83 %	8.505,20	1,67 %	●
Vers. und Verwaltungskosten	594,78	0,99 %	7.890,86	1,55 %	●
Praxissteuern	915,69	1,52 %	6.255,89	1,23 %	●
Kfz-Kosten	267,90	0,44 %	1.630,03	0,32 %	●
Gerätekosten	2.212,54	3,67 %	16.087,62	3,17 %	●
Abschreibung	970,79	1,61 %	6.892,22	1,36 %	●
Reisekosten/Fortbildung	0,00	0,00 %	503,46	0,10 %	●
Werbe- und Internetkosten	450,18	0,75 %	1.350,46	0,27 %	●
Einz.-Praxis-/Laborgem.	0,00	0,00 %	0,00	0,00 %	-
Praxisbedarf	4.033,83	6,68 %	20.176,80	3,97 %	●
Eigenlaborbedarf	1.049,03	1,74 %	10.332,52	2,03 %	-
Verschiedene Kosten	3.255,88	5,39 %	16.273,37	3,20 %	●
Kosten Gesamt	**45.061,20**	**74,65 %**	**256.186,70**	**50,40 %**	
Praxisüberschuss	**8.387,65**	**13,89 %**	**222.433,72**	**43,76 %**	

Chefinformation

Dres. Paul und Max Muster

Betriebswirtschaftliche Auswertung Labor **Juni 15**

Erlöse	*Monatswert*	*Prozentual*	*Jahreswert bis Auswertungsmonat*	*Prozentual*
Erlöse Labor direkt				
Eigenlabor 7 %	11.174,88	93,16 %	71.873,26	93,10 %
Umsatzsteuer	820,22	6,84 %	5.325,50	6,90 %
Laborerlöse	**11.995,10**	**100,00 %**	**77.198,76**	**100,00 %**

Kosten	*Monatswert*	*Prozentual*	*Jahreswert bis Auswertungsmonat*	*Prozentual*
Kosten Labor direkt				
Personalkosten Eigenlabor (ZT)	5.999,89	50,02 %	33.107,60	42,89 %
Eigenlaborbedarf	1.049,03	8,75 %	10.332,52	13,38 %
Vorsteuer u. gezahlte USt	2.208,41	18,41 %	7.058,28	9,14 %
Raumkosten	0,00	0,00 %	0,00	0,00 %
Leasingkosten	564,31	4,70 %	3.385,83	4,39 %
Instandhaltung	0,00	0,00 %	0,00	0,00 %
Abschreibungen	0,00	0,00 %	0,00	0,00 %
Zinsen	0,00	0,00 %	0,00	0,00 %
Kosten ohne Zuordnung	**Anteil an Gesamtkosten in %**		**5 %**	
Raumkosten	241,01	2,01 %	1.507,90	1,95 %
Finanzierungskosten	131,18	1,09 %	416,58	0,54 %
Gebühren KZV/Abgaben	0,00	0,00 %	151,48	0,20 %
Factoringgebühr	55,09	0,46 %	425,26	0,55 %
Vers. und Verwaltungskosten	29,74	0,25 %	394,54	0,51 %
Praxissteuern	45,78	0,38 %	312,79	0,41 %
Kfz.-Kosten	13,39	0,11 %	81,50	0,11 %
Gerätekosten	19,07	0,16 %	255,05	0,33 %
Abschreibung	48,54	0,40 %	344,61	0,45 %
Reisek./Fortbildung	0,00	0,00 %	25,17	0,03 %
Werbe- und Internetkosten	22,51	0,19 %	67,52	0,09 %
Einz.-Praxis-/Laborgem.	0,00	0,00 %	0,00	0,00 %
Praxis- und Laborbedarf	0,00	0,00 %	0,00	0,00 %
Verschiedene Kosten	52,37	0,44 %	323,75	0,42 %
Kosten Labor Gesamt	**10.480,31**	**87,37 %**	**58.190,39**	**75,38 %**
Laborüberschuss	**1.514,78**	**12,63 %**	**19.008,37**	**24,62 %**

Chefinformation

Dres. Paul und Max Muster

Betriebswirtschaftliche Auswertung Praxis — **Juni 15**

Erlöse	*Monatswert*	*Prozentual*	*Jahreswert bis Auswertungsmonat*	*Prozentual*
Erlöse Praxis direkt				
KONS Monatsrate	11.910,00	19,74 %	70.700,00	13,99 %
KONS Quartal	0,00	0,00 %	44.681,85	8,84 %
KZV/Zahnersatz	9.354,45	15,51 %	66.270,52	13,12 %
PA/KI	3.363,46	5,58 %	22.029,22	4,36 %
Kasse/Prothetik	8.668,06	14,37 %	47.574,05	9,42 %
Privatpatienten	25.875,07	42,89 %	249.432,08	49,37 %
Prophylaxe-Leistungen	995,55	1,65 %	5.314,70	1,05 %
Eigenverbrauch/Pkw	0,00	0,00 %	0,00	0,00 %
Sonstige Einnahmen	161,02	0,27 %	-745,57	-0,15 %
Praxiserlöse	**60.327,59**	**100,00 %**	**505.256,85**	**100,00 %**
Fremdlaborkosten	-6.778,31	-11,24 %	-27.732,52	-5,49 %
Eigenlaboranteil	-11.957,12	-19,82 %	-76.904,39	-15,22 %
Implantate	-138,42	-0,23 %	-1.938,43	-0,38 %
Zahnarzthonorar	**41.453,75**	**68,71 %**	**398.681,51**	**78,91 %**

Kosten	*Monatswert*	*Prozentual*	Jahreswert bis Auswertungsmonat	*Prozentual*
Kosten Praxis direkt				
Personal	14.716,16	35,50 %	77.150,36	19,35 %
Personal-Assistent	2.049,03	4,94 %	8.511,23	2,13 %
Raumkosten	0,00	0,00 %	0,00	0,00 %
Leasingkosten	1.266,79	3,06 %	7.600,74	1,91 %
Prophylaxebedarf	0,00	0,00 %	0,00	0,00 %
Praxisbedarf	4.033,83	9,73 %	20.176,80	5,06 %
Kosten ohne Zuordnung	**Anteil an Gemeinkosten in %**		**95 %**	
Raumkosten	4.579,16	11,05 %	28.650,06	7,19 %
Finanzierungskosten	2.492,35	6,01 %	7.914,95	1,99 %
Gebühren KZV/Abgaben	0,00	0,00 %	2.878,13	0,72 %
Factoringgebühr	1.046,74	2,53 %	8.079,94	2,03 %
Vers. und Verwaltungskosten	565,04	1,36 %	7.496,31	1,88 %
Praxissteuern	869,91	2,10 %	5.943,10	1,49 %
Kfz.-Kosten	254,50	0,61 %	1.548,53	0,39 %
Gerätekosten	362,37	0,87 %	4.845,99	1,22 %
Abschreibung	922,25	2,22 %	6.547,61	1,64 %
Reisek./Fortbildung	0,00	0,00 %	478,28	0,12 %
Werbe- und Internetkosten	427,67	1,03 %	1.282,93	0,32 %
Einz.-Praxis-/Laborgem.	0,00	0,00 %	0,00	0,00 %
Praxis- und Laborbedarf	0,00	0,00 %	0,00	0,00 %
Verschiedene Kosten	995,10	2,40 %	6.151,19	1,54 %
Kosten Praxis Gesamt	**34.580,88**	**83,42 %**	**195.256,16**	**48,98 %**
Praxisüberschuss	**6.872,87**	**11,39 %**	**203.425,35**	**40,26 %**

Chefinformation

Dres. Paul und Max Muster

Vorjahresvergleich — **Juni 15**

Erlöse	*Monat*	*Vorjahr*	*Abweichung*	*Jahreswert bis Auswertungsmonat*	*Vorjahr*	*Abweichung*
KONS Monatsrate	11.910	11.295	615	70.700	67.100	3.600
KONS Quartal	0	0	0	44.682	44.837	-155
KZV/Zahnersatz	9.354	12.182	-2.828	66.271	54.659	11.612
PA/KI	3.363	4.560	-1.196	22.029	20.595	1.434
Kasse/Prothetik	8.668	5.207	3.461	47.574	31.859	15.716
Privatpatienten	25.875	34.919	-9.044	249.432	227.342	22.090
Prophylaxe-Leistungen	996	1.406	-411	5.315	6.019	-705
Eigenlabor 7%	11.175	11.679	-504	71.873	60.128	11.745
Eigenverbrauch/Pkw	0	0	0	0	0	0
Sonstige Einnahmen	981	1.025	-43	4.580	6.485	-1.905
Praxiserlöse	**72.323**	**82.273**	-9.950	**582.456**	**519.023**	63.432
Fremdlaborkosten	-6.778	-8.971	2.192	-27.733	-40.341	12.608
Eigenlaboranteil	-11.957	-13.635	1.678	-76.904	-72.942	-3.962
Implantate	-138	0	-138	-1.938	-3.445	1.506
Praxisgesamtleistung	**53.449**	**59.667**	-6.218	**475.880**	**402.296**	73.584

Kosten	*Monat*	*Vorjahr*	*Abweichung*	*Jahreswert bis Auswertungsmonat*	*Vorjahr*	*Abweichung*
Personal kosten	22.765	21.643	1.122	118.769	112.278	6.492
Raumkosten	4.820	4.224	596	30.158	28.991	1.167
Finanzierungskosten	2.624	1.099	1.524	8.332	4.014	4.318
Gebühren KZV/Abgaben	0	0	0	3.030	2.423	606
Factoringgebühr	1.102	1.016	86	8.505	7.071	1.434
Vers. und Verwaltungskosten	595	771	-176	7.891	7.478	413
Praxissteuern	916	1.132	-217	6.256	6.270	-14
Kfz.-Kosten	268	268	0	1.630	616	1.014
Gerätekosten	2.213	1.655	558	16.088	11.978	4.109
Abschreibung	971	4.166	-3.195	6.892	24.102	-17.209
Reisekosten/Fortbildung	0	475	-475	503	475	28
Werbe- und Internetkosten	450	336	114	1.350	929	422
Einz.-Praxis-/Laborgem.	0	0	0	0	0	0
Praxisbedarf	4.034	3.982	52	20.177	20.446	-269
Eigenlaborbedarf	1.049	2.341	-1.292	10.333	14.291	-3.958
Verschiedene Kosten	3.256	2.652	604	13.533	11.998	1.535
Kosten Gesamt	**45.061**	**45.760**	**-699**	**253.447**	**253.360**	**87**
Praxisüberschuss	**8.388**	**13.907**	**-5.519**	**222.434**	**148.936**	**73.497**

Chefinformation

Dres. Paul und Max Muster

Finanzanalyse I – Mittelverwendungsrechnung Juni 15

Geldherkunft	*Monatswert*	*Jahreswert bis Auswertungsmonat*
Praxisüberschuss	+8.387,65	+ 222.433,72
Abschreibung	+970,79	+6.892,22
Forderungen	+0,00	+0,00
Forderungen gegen Personal	+0,00	+0,00
Verbindlichkeiten	+0,00	+0,00
Verbindlichkeiten Lohn u. Gehalt	-70,45	+2.372,82
Geldkontenminderung*	-37.669,99	-2.907,43
Darlehensaufnahme*	+8,62	+76,90
Praxisgebühr	+0,00	+0,00
Ungeklärte Posten	+0,00	+0,00
Summe Geldherkunft	**+46.966,59**	**+234.683,08**

Geldverwendung	*Monatswert*	*Jahreswert bis Auswertungsmonat*
Geldkontenerhöhung*	+0,00	+0,00
Investitionen	+0,00	-283,50
Darlehenstilgung*	-4.132,18	-15.602,57
Privatentnahmen/-einlagen Paul Muster	-23.083,01	-116.429,06
Privatentnahmen/-einlagen Max Muster	-19.733,86	-98.708,46
Festgeld	-17,55	-3.659,51
Summe Geldverwendung	**-46.966,59**	**-234.683,08**
Statussumme	**+0,00**	**+0,00**

* Zur besseren Darstellung mit umgekehrtem Vorzeichen

Chefinformation

Dres. Paul und Max Muster

Finanzanalyse II – Nettoliquidität		**Juni 15**
		Jahreswert bis Auswertungsmonat
Summe Geldherkunft (lt. Finanzanalyse I)	+234.683,08	
- Geldkontenminderung	-2.907,43	
- Darlehenstilgung	-15.602,57	
- Investitionen	-283,50	
erwirtschaftete Liquidität		**+215.889,59**
Privatentnahmen/-einlagen Paul Muster	-116.429,06	
Privatentnahmen/-einlagen Max Muster	-98.708,46	
Privatentnahmen gesamt		**-215.137,52**
Kontensalden 01.01. des Jahres		-7.036,15
= Liquidität		**-6.284,07**

Für das persönliche Beratungsgespräch:

Patientenforderungen	
Laborverbindlichkeiten	
Kontokorrentrahmen	
Sonstiges	
= frei verfügbare Liquidität	

Chefinformation

Dres. Paul und Max Muster

Mindestgesamtleistung Praxis		Juni 15
I. Betriebliche Kosten	*Wert lt. BWA*	*hochgerechneter Jahreswert*
Personalkosten	118.769,19	257.333,25
Raumkosten	30.157,96	60.315,92
Finanzierungskosten	8.331 ,53	16.663,06
Gebühren/Abgabestelle	3.029,61	6.059,22
Factoringgebühr	8.505,20	17.010,39
Vers. und Verwaltungskosten	7.890,86	15.781 ,71
Praxissteuern	6.255,89	12.511,78
Kfz.-Kosten	1.630,03	3.260,06
Gerätekosten	16.087,62	32.175,23
Abschreibung	6.892,22	13.784,44
Reisekosten/Fortbildung	503,46	1.006,91
Werbe- und Internetkosten	1.350,46	2.700,91
Einz.-Praxis-/Laborgem.	0,00	0,00
Praxis- und Laborbedarf	30.509,32	61.018,64
Verschiedene Kosten	16.273,37	32.546,74
Gesamt	**256.186,70**	**532.168,26**
Kosten ohne Geldfluß (Abschreibungen)	6.892,22	13.784,44
Gesamt	**249.294,48**	**518.383,82**
II. Tilgung betrieblicher Darlehen		
Darlehenstilgung		31.205,13
III. Private Lebensführungskosten		
Privatentnahmenl -einlagen (incl. Steuern)		384.348,13
Gesamt		**384.348,13**
IV. Notwendige Mindestgesamtleistung		**933.937,08**
Notwendige Mindestgesamtleistung/Monat		**77.828,09**
Notwendige Mindestgesamtleistung/Tag		**4.245,17**
Notwendige Mindestgesamtleistung/Stunde *)		**615,24**

*) Der Berechnung liegt eine durchschnittliche wöchentliche Behandlungszeit von 34,6 Stunden zugrunde (Quelle: KZBV/KBV).

Chefinformation

Max Muster

Steuerhochrechnung für das Kalenderjahr Basis: Juni 15

Steuerberechnung	*Familienstand*	*bewertet nach*	*Konfession*	Betrag
	verheiratet	Splittingtabelle	rk	

Kinder-, Betreuungs- und Ausbildungsfreibetrag werden erst in der Einkommensteuerveranlagung berücksichtigt.

Ermittlung des zu versteuernden Einkommens	
Gewinn selbständige Tätigkeit (Hochrechnung)	411.502,38
Einkünfte aus nichtselbständiger Tätigkeit	15.000,00
Vermietung und Verpachtung	-5.000,00
Sonstiges	0,00
Gesamtbetrag der Einkünfte	421.502,38
Sonderausgaben unbeschränkt abzugsfähig	5.600,00
Vorsorgeaufwendungen	28.700,00
Außergewöhnliche Belastungen ohne Zumutbarkeitsgrenze	0,00
Verlustabzug	0,00
Zu versteuerndes Einkommen	387.202,38
Einkommensteuer	146.280,00
Kirchensteuer	13.165,20
Solidaritätszuschlag	8.045,40
Summe	167.490,60

Festsetzung der Vorauszahlungen

Einkommensteuer für Quartal	I	II	III	IV	**Gesamt**
Einkommensteuer einschl. KiSt und Soli	20.000,00	20.000,00	20.000,00	20.000,00	80.000,00
Lohnsteuer einschl. KiSt und Soli					2.300,00
voraussichtliche Steuernachzahlung					85.190,60

Kann ich! Kann ich! Kann ich!

Sie kennen diesen Satz?! Haben Sie ihn auch schon oft in Bewerbungsgesprächen gehört und wurden später vom Gegenteil überzeugt? Die BewerberIn ist beim Bewerbungsgespräch immer primär in der besseren Position. Sie kann viele Kenntnisse als vorhanden und verinnerlicht darlegen, ohne dass Sie als ArbeitgeberIn dies sofort überprüfen können. Ich hatte diese Situation bereits mehrfach. Und ich war jedes Mal aufs Neue enttäuscht. Wie soll man da Vertrauen zu einer neuen MitarbeiterIn aufbauen?

Sie stellen eine BewerberIn ja genau deshalb ein, weil Sie davon ausgehen, dass sie das angegebene Wissen besitzt und auch umsetzen kann. Irgendwann kommt der Tag der Einstellung und damit die ersten Situationen, in denen Ihre neue Angestellte die eine oder andere Aufgabe nicht erwartungsgemäß ausführt. Fragen Sie dann verwundert nach, erhalten Sie oft Antworten wie „Das haben wir in der anderen Praxis anders gemacht." oder „Wir hatten andere Materialien." Zurück auf dem Boden der Tatsachen ärgern Sie sich, dass Ihnen Ihre neue Angestellte nicht vorhandene Qualifikationen als vorhanden verkauft hat. Kenntnisse, die Sie vielleicht sogar dazu bewogen haben, sich auf ein höheres Gehalt einzulassen. Was nun?

In diesem Moment haben Sie als ArbeitgeberIn zunächst verloren. Vor allem Zeit. Denn nun heißt es, neue Ziele zu stecken. Dazu sollten Sie Ihre neue MitarbeiterIn schnellstmöglich zu einem Gespräch einladen, um die neuen Fristen gemeinsam mit ihr festzusetzen. Das Gehalt zu reduzieren ist hingegen fast unmöglich, da dies einer Kündigung gleichkommt. Auch ist es schwer, von der ArbeitnehmerIn eine Erklärung für ihr Unvermögen zu verlangen.

Ich möchte Ihnen das eben Dargelegte gern wieder an einem Beispielfall aus unserer Praxis verdeutlichen. Gehen wir dazu zunächst etwas in der Zeit zurück.

Wir haben ein Einstellungsgespräch mit einer BewerberIn für unsere Abrechnungsabteilung geführt. Anwesend waren unsere PraxismanagerIn, meine Frau und ich. Wir haben in diesem Gespräch explizit danach gefragt, ob die InteressentIn sowohl Rechnungen nach dem *Bewertungsmaßstab für zahnärztliche Leistungen (BEMA)*, als auch nach der *Gebührenordnung für Zahnärzte (GOZ)* selbstständig erstellen kann. Unsere BewerberIn bejahte. Nach ein paar Wochen in unserer Praxis meldete sich allerdings unsere Haupt-Abrechnungskraft und äußerte Zweifel am vorhandenen Wissen der neuen KollegIn. Wir haben unser Feedback-Gespräch, welches wir mit neuen MitarbeiterInnen immer nach den ersten drei Monaten führen, zum Anlass genommen, um mit unserer neuen Angestellten über das fehlende Wissen und die Falschangabe im Bewerbungsgespräch zu sprechen. Vorbereitend auf ein solches Gespräch müssen sich unsere Angestellten mit Hilfe eines von uns erstellten Bewertungsbogens selbst bewerten. Wir als Praxisleitung füllen diesen Bogen ebenfalls aus. Im gemeinsamen Gespräch werden dann Selbstbild und Fremdbild miteinander verglichen.

Hier unser Bewertungsbogen:

Kriterium	Noten 1-6 (1 = sehr gut bis 6 = ungenügend)
Zuverlässigkeit	
Ehrlichkeit	
Flexible Einsatzbereitschaft	
Engagement, Ehrgeiz	
Zeitmanagement, Arbeitstempo	
Kritikfähigkeit	
Koordinierte Terminvergabe	
(Telefon-)Service an der Rezeption (Rhetorik, Ausstrahlung, Lachen)	
Lernfortschritte (wiederkehrende Aufgaben)	
Umgang mit **Evident**	
Heil- und Kostenpläne, KVAs	

Zu unserer Verwunderung gab sich die neue MitarbeiterIn ein „ausreichend“ bei „Engagement und Ehrgeiz“. Ihre Erklärung für diese Note lautete, dass sie Neuerungen und Umgewöhnungen demotivierend fände. Als kleiner Zwischeneinschub: Ein „ausreichend“ ist für uns eigentlich schon ein Kündigungsgrund.

Angesprochen auf ihre mangelhaften Abrechnungskenntnisse stellte sich heraus, dass unsere neue MitarbeiterIn in der vorherigen Praxis der Abrechnungskraft lediglich zur Hand ging. Sie beharrte jedoch darauf, dies im Vorstellungsgespräch erwähnt zu haben. Als wir dem widersprachen, stellte sie dies als Missverständnis dar. Ferner sei es ihr fremd, die Abrechnungen so penibel zu führen. Sie sei es anders gewohnt. Für uns stellte dieses Gespräch einen Wendepunkt in Sachen Bewerbungsverfahren dar. Wir lassen uns im Bewerbungsgespräch nicht mehr hinters Licht führen!

Aller Anfang ... – Das Bewerbungsverfahren

Zusammen mit unserer PraxismanagerIn haben wir überlegt, wie wir oben genannten Fällen schon im Vorfeld entgegenwirken können. Was bei uns nach drei Monaten Arbeit funktioniert, sollte auch vorher schon funktionieren, haben wir uns gedacht und Selbsteinschätzungsbögen für verschiedene Praxisbereiche entwickelt. Diese senden wir potenziellen neuen MitarbeiterInnen im Rahmen eines Online-Fragebogens bereits vor dem Bewerbungsgespräch zu. Diese Bögen enthalten Fragen zum eigenen Können. Die InteressentInnen müssen sich mittels Schulnotensystem selbst einschätzen. Wir haben das Schulnotensystem dabei bewusst gewählt, weil es jeder kennt. Auch potenzielle neue ZahnärztInnen unserer Praxis müssen einen solchen Bogen vorab ausfüllen.

Hier ein paar Beispiele für unterschiedliche Stellenprofile:

Selbsteinschätzungsbogen für Zahnmedizinische Fachangestellte – Assistenz/ZMP

Berufserfahrung, ohne Ausbildung, auf Vollzeit gerechnet (Hinweis: In Teilzeit kommt augenscheinlich schnell viel zusammen):

- Durchführung von Ip1–Ip4, bisher benötigte Zeit:
- Durchführung von IP5, bisher benötigte Zeit:
- Anlegen von Kofferdamm
- Durchführung von PZR und Aufklärung MuHy, bisher benötigte Zeit:
- Zahnstein entfernen
- Alginatabformungen nehmen
- Alginatabformungen ausgießen
- Erstellen von Provisorien auf präparierten Zähnen
- Retraktionsfäden legen
- Entfernung von Decubitus
- Erstellen von Zahnfilmen (Röntgen)
- Erstellen von OPG

- Kenntnisse im Bereich Aufbereitung und Sterilisation
- Leistungseinträge BEMA
- Leistungseinträge GOZ
- Koordinierte/clevere Terminvergabe
- Telefonkorrespondenz
- Aufklärung über übliche Zahnkrankheitsbilder
- Umgang mit unserer Praxissoftware XY
- Das kann ich außerdem:
- Diese Aufgaben habe ich in anderen Praxen schon übernommen (wie telefonischer Erstkontakt mit Bewerbern, Materialbestellung, etc.):

Selbsteinschätzungsbogen für den Bereich zahnärztliche Abrechnung

Berufserfahrung, ohne Ausbildung, auf Vollzeit gerechnet:

- Koordinierte/clevere Terminvergabe
- Telefonkorrespondenz
- Aufklärung von Privatkrankenversicherten sowie Beihilfe-Versicherten bzgl. der Überschreitung von Faktor 2,3/Erstattungsproblemen
- Aufklärung von Patienten über die üblichen zahnmedizinischen Krankheitsbilder
- Umgang mit unserer Praxissoftware XY
- Umgang mit Word, Outlook und Excel
- Das kann ich außerdem:
- Diese Aufgaben habe ich in anderen Praxen schon übernommen (wie telefonischer Erstkontakt mit Bewerbern, Materialbestellung, etc.):
- Nennen Sie alle Ihnen bekannten Vereinbarungen, die man mit gesetzlich- und privat krankenversicherten Patienten treffen kann (§§)
- Ist eine Pulpotomie an einem bleibenden Zahn abrechenbar? (Anmerkung: Weil wir eine große Kinderpraxis haben.)
- Gesetzlich krankenversicherter (GKV) Patient, Befund: 18, 28, 38, 36, 48 fehlen, 34 ww. Geplante Therapie: 34 KM 35 KM 36 BM. Was beantragen Sie?
- Abrechnungsaufgaben zum Behandlungsfall:
  GKV-Patientin kommt ohne Termin mit herausgebrochener Füllung in Zahn 35. Nach eingehender Untersuchung und Aufklärung über mög-

liche Füllungsalternativen entscheidet sie sich für eine dentinadhäsive Rekonstruktion. Eine MKV wird unterschrieben. Die weiteren kariösen Läsionen werden in Folgesitzungen behandelt.
Hier der Befund:

f		c		k	b	b	k				k		k	k	f
18	17	16	15	14	13	12	11	21	22	23	24	25	26	27	28
48	47	46	45	44	43	42	41	31	32	33	34	35	36	37	38
f	c		f	c							c	c	f		f

Ablauf der Sitzung:
- 01 wird durchgeführt
- Beratung (Befund und Versorgungsmöglichkeiten)
- 3-flg. SDA Restauration wird unter Anästhesie mit Kofferdam gelegt.

Wie lautet Ihr Leistungseintrag?
- Wie gehen Sie bei einer endodontischen Versorgung an Zahn 46 vor? Wie lautet Ihr Leistungseintrag?

Selbsteinschätzungsbogen Zahnarzt/Zahnärztin

Berufserfahrung in Jahren, gerechnet auf Vollzeit, OHNE Vorbereitungsassistentenzeit, OHNE Erziehungszeiten
- Ihr Engagement sich in das praxiseigene Behandlungskonzept einzuarbeiten:
- Zeitliche Flexibilät (z. B. in Urlaubszeiten, im Krankheitsfall)
- Umgang mit unserer Praxissoftware XY
- Ihr Fachwissen in folgenden Bereichen:
  - röntgenologische Karies- und Parodontitisdiagnostik (Zahnfilm + OPG)
  - Durchführung von Kunststofffüllungen
  - Durchführung von Amalgamfüllungen
  - Durchführung von Keramik-/Goldinlays
  - Präparieren von Kronen/Brücken/Teilkronen
  - Implantieren? Wie viele Implantate haben Sie selbst schon gesetzt?
  - Durchführung von PAR-Kürettagen
  - Durchführung von Wurzelkanalbehandlungen

- Ihr Abrechnungswissen:
  - Kenntnisse im Bereich BEMA
  - Kenntnisse im Bereich GOZ
  - Kenntnisse im Bereich „Regelversorgung GKV"

f		c		k	b	b	k				k		k	k	f
18	17	16	15	14	13	12	11	21	22	23	24	25	26	27	28
48	47	46	45	44	43	42	41	31	32	33	34	35	36	37	38
f	c		f	c							c	c	f		f

- Behandlungstag 1 (24.08.xx):
  GKV-Patientin kommt ohne Termin mit verlorener F2 (od)-Füllung in Zahn 35. Nach eingehender symptombezogener Untersuchung und Aufklärung über mögliche Füllungsalternativen entscheidet sie sich für eine dentinadhäsive Rekonstruktion. Eine MKV wird unterschrieben. Der Zahn wird mit einer Kunststofffüllung versorgt. Die weiteren kariösen Läsionen werden in Folgesitzungen behandelt.
  Wie lautet Ihr Leistungseintrag für diesen Ersttermin?

- Behandlungstag 2 (01.09.xx):
  Bei der Patientin kommt es beim Legen der Kunststofffüllung (MOD) an Zahn 47 zu einer endodontischen Behandlung (WK+med). Über welche Kosten klären Sie die Patientin auf?
  Wie lautet Ihr Leistungseintrag?
  Was vereinbaren Sie mit dem Patienten?

- Behandlungstag 3 (10.10.20xx):
  Heute führen Sie die Behandlung an Zahn 47 zu Ende.
  Wie lautet Ihr Leistungseintrag?
  Was vereinbaren Sie mit dem Patienten?

Sollten Sie zukünftig ähnliche Bewertungs- und Aufgabenbögen verwenden, möchte ich Sie auf Folgendes vorbereiten: Seien Sie nicht enttäuscht, wenn die Abrechnungsfragen am Ende des Bogens für zahnärztliche Fachangestellte nicht korrekt ausfüllt sind. Für Vorbereitungsassistenzen ist der Bogen zu schwer. Für angestellte ZahnärztInnen, die schon einige Jahre Berufspraxis mitbringen und bei ihrer vorherigen ArbeitgeberIn umsatzbeteiligt waren, sollten die Abrechnungsaufgaben hingegen alltäglich sein. Seien Sie trotzdem nicht überrascht, wenn sich Fehler einschleichen. Für uns ist es zwar absolut unverständlich, wo es doch ums eigene Gehalt geht, es scheint inzwischen aber fast gängig zu sein, dass das Wissen um die zahnärztliche Abrechnung nicht mehr zum zahnärztlichen Können dazu gehören muss. Ich bin da anderer Meinung. Schließlich muss beispielsweise eine AutorIn auch nicht nur gut dichten und schreiben können, sondern zudem die deutsche Rechtschreibung beherrschen. Sollten Sie also eine BewerberIn vor sich haben, die Ihnen trotz ehemaliger Umsatzbeteiligung ihren Umsatz nicht nennen kann, werden Sie hellhörig! Fragen Sie sich: Wie hat sie ihre Gehaltsabrechnung kontrolliert, wenn sie gar nicht weiß, welchen Umsatz sie macht? Hier sei auch noch einmal darauf hingewiesen, dass Sie gezielt nach dem durchschnittlichen zahnärztlichen Honorar (inkl. Urlaub) und nicht dem Umsatz (inkl. Labor) fragen. Das wird nämlich gern mal vertauscht und Sie können daran leicht feststellen, ob Ihre BewerberIn Ahnung auf dem Gebiet hat oder nicht.

Sie fragen sich jetzt, ob bei uns jede BewerberIn einen Selbsteinschätzungsbogen bekommt? Die Antwort lautet Nein. Dieser Bogen kommt bei uns erst in der zweiten Bewerbungsrunde zum Einsatz. Wir nennen diese Runde „Recall". Eine Ihnen bekannte Formulierung? Richtig! Wir haben unser Bewerbersystem an die Machart von *„Deutschland sucht den Superstar"* angelehnt. Und wir haben alle für potenzielle BewerberInnen wichtigen Informationen, in einer Art Leitfaden auf unsere Website gestellt. Der Leitfaden ist direkt an die InteressentInnen adressiert, um diesen bereits im Bewerbungsverfahren das Gefühl zu geben, dass wir an ihrer Seite stehen.

Hier der 1:1 Wortlaut unserer Internetpräsenz zum Thema „Wie läuft der Bewerbungsvorgang bei *DOCTORES KAUL* ab?":

1. CASTING

Schauen wir in das Büro unserer Praxismanagerin: Mehrere Ausdrucke von Online-Bewerbungen liegen vor ihr und sie soll die Entscheidung treffen, welche Kandidaten zum Gespräch eingeladen werden. Wahrscheinlich wird sie so vorgehen: Sie wird sich die Unterlagen näher anschauen, die ihr Interesse wecken. Sie hat ein bestimmtes Bild vor Augen, was die Form betrifft – die Grundregeln für Bewerbungen spielen dabei eine Rolle (Schriftart, Layout, etc.), aber auch die Fehlerfreiheit und Vollständigkeit der Unterlagen. Und sie hat gewisse Ansprüche an den Inhalt: Überzeugend sollte die Bewerbung sein, vollständig und doch übersichtlich, kurz und informativ zugleich. Die Bewerbung soll ihr deutlich machen, warum sich jemand für einen Ausbildungsplatz oder Arbeitsplatz in unserem Unternehmen bewirbt und was ihn dafür qualifiziert. Bedenken Sie: In dem Wort „Bewerbung" steckt das Wort „Werbung" und mit Ihrer Bewerbung machen Sie Werbung für Sie als potenzieller, unverzichtbarer Mitarbeiter für das Unternehmen.

Noch ein wichtiger Hinweis:
LASSEN SIE SICH IHRE ZUKUNFT NICHT VON EINEM TIPPFEHLER VERMASSELN – achten Sie genauestens auf Anschrift, Rechtschreib-, Grammatik- und Tippfehler!

2. RECALL

IHRE BEWERBUNG HAT ÜBERZEUGT! Wenn Sie in unseren Recall kommen, wird unsere Praxismanagerin telefonisch Kontakt mit Ihnen aufnehmen. Sie sollten sie bei unserem Anruf zuordnen können. Unsere Praxismanagerin wird telefonisch schon ein paar Punkte mit Ihnen besprechen. Überzeugen Sie dabei auch und wirken souverän, wird sie Ihnen einen Link zu einem Selbsteinschätzungsbogen zumailen. Diesen füllen Sie bitte direkt nach Erhalt aus und senden ihn an uns zurück. Wenn Sie den Link erhalten, haben Sie es schon eine Runde weiter geschafft und werden sicherlich eingeladen!

3. MOTTOSHOW – Vorstellungsgespräch

Wir möchten Sie persönlich kennenlernen und laden Sie zu einem Erstgespräch mit unserer Praxismanagerin in die Praxis ein. Jetzt beginnen die Vorbereitungstätigkeiten: Nehmen Sie sich noch einmal alle Informationen vor, die Sie schon vor der Bewerbung über uns recherchiert haben. Sie sollten einige Fragen zu uns und zum Ausbildungsberuf/dem gewünschten Arbeitsplatz parat haben. Im Vorstellungsgespräch selbst ist man oft zu aufgeregt und es fällt einem wenig ein. Sie sollten Ihre Fragen daher vorab notieren.

Wenn Sie zum Vorstellungsgespräch erscheinen, seien Sie pünktlich. Pünktlichkeit ist in unserer Praxis und unserem täglichen Behandlungstag eine Grundvoraussetzung.

Der erste Eindruck ist entscheidend: Lächeln Sie, wenn Sie die Praxis betreten und zeigen Sie einen kräftigen Händedruck bei der Begrüßung. Es folgt die Phase des so genannten Warm-ups, die Konversation zum Einstieg, oftmals eingeleitet mit der Frage, ob Sie gut zum Unternehmen gefunden haben. Dieser Teil dient dazu, eine gute Gesprächsatmosphäre herzustellen. Halten Sie den Blickkontakt zu Ihren Gesprächspartnern stets aufrecht und achten Sie auf Ihre Körperhaltung, die locker und nicht zu angespannt wirken sollte. Nachdem wir uns vorgestellt haben, sind Sie an der Reihe. Jetzt beginnt Ihre Mottoshow: **„Darum ich!"** Präsentieren Sie sich und Ihren Werdegang. Wir befragen Sie zu Gründen Ihrer Bewerbung, insbesondere der Berufswahl, Fragen zu Ihren persönlichen Interessen und Hobbys und Ihrem familiären Umfeld. Die Antworten darauf sollten Sie kurz, präzise und ehrlich geben. Wenn eine Frage nicht richtig verstanden wurde: Scheuen Sie sich nicht und fragen Sie nach.

Anschließend folgt üblicherweise der Teil, in dem wir Ihnen Informationen über die Ausbildung/den Arbeitsplatz und der Vergütung geben. Die Klärung Ihrer Fragen an uns rundet das Gespräch ab.

Nach der Verabschiedung haben Sie es dann geschafft.

4. LIVE-SHOW – Schnuppertag

Sie sind schon in Runde 4! Herzlichen Glückwunsch! Sie erhalten eine Einladung zu Ihrer „LIVE-SHOW". Die Terminabsprache kann direkt im Anschluss an Ihr Vorstellungsgespräch geschehen oder innerhalb der nächsten Tage per Telefon. Der Schnuppertag dient dazu, unsere Praxis, das Team und die Atmosphäre kennenzulernen. Als gelernte Fachkraft wünschen wir, dass Sie aktiv Ihr Können einbringen und präsentieren. Stehen Sie nicht stumm in der Ecke. Wenn Sie als zukünftige Auszubildende den Schnuppertag absolvieren, stellen Sie Fragen und zeigen Sie Interesse.

Wir wünschen Ihnen allen viel Erfolg und freuen uns schon auf Sie!

Hier eine kleine, unglaubliche Anekdote: Ein befreundeter Kollege suchte eine weitere Rezeptionskraft. Eine ausgewählte BewerberIn erschien zwei Tage zum Probearbeiten. Letztendlich kam es jedoch nicht zu einem Vertrag. Kurz danach erhielt der Kollege eine Rechnung von der BewerberIn. Darin aufgeführt waren ein Fahrgeld und ein Gehalt für die zwei Tage, entsprechend ihrer Gehaltsforderung. Als Begründung gab sie an, sie habe an der Rezeption auch Patientenkontakt in Form von Telefonaten und Terminvereinbarungen gehabt. Somit habe sie aktiv in der Praxis mitgearbeitet und für geleistete Arbeit stände ihr auch ein entsprechendes Gehalt zu. Sie lachen gerade und schütteln den Kopf? Dann wird Ihnen jetzt der Mund offen stehen bleiben: Denn die BewerberIn hat juristisch gesehen Recht und wird jede Verhandlung gewinnen. Warum? Im Wort „Probearbeiten" steckt das Wort „arbeiten". Und wer arbeitet schon gerne umsonst? Traurig aber wahr! Sie können einem solchen Fall dennoch aus dem Weg gehen. Nennen Sie es ab sofort nicht mehr „Probearbeiten" sondern „Schnuppertag" o. ä. und Sie sind auf der sicheren Seite.

Zurück zum Bewerbungsprozess unserer Praxis: Auch wenn wir eigentlich nur noch Online-Bewerbungen akzeptieren und diesen Hinweis auch mehrfach auf unserer Website vermerkt haben, erreichen uns dennoch immer wieder schriftliche oder E-Mail-Bewerbungen. Ich kann das nicht verstehen. Und dennoch mache ich mir die Mühe auch diese Bewerbungen anzusehen.

Wir hatten den Fall einer schriftlichen Bewerbung erst letztens. Unsere Rezeptionskraft brachte mir einen DIN-A5-Umschlag und sagte: „Diese Bewerbung ist gerade abgegeben worden!" Sie sagte dies mit einem wissenden Lächeln, da sie genau wie ich ahnte, was für eine Bewerbung sich in dem Briefumschlag verstecken würde. Sie fragen sich weshalb? Nun ja, wie passt eine DIN-A4-Bewerbung in einen DIN-A5-Umschlag? Zudem enthielt die Bewerbung keine Adresse und keinen Absender. Aber gut, wollen wir mal nicht zu voreilig sein. Vielleicht hat sich die BewerberIn ja etwas ganz Besonderes ausgedacht, um aus der Masse herauszustechen? Schauen wir also erst einmal hinein!

Vielleicht haben Sie diese Erfahrung auch schon gemacht: leider bestätigte sich das Klischee doch. Ein paar DIN-A4-Blätter, in der Mitte geknickt, mit einer Heftklammer gehalten, ein Passbild aus einem Automaten noch schnell unter die Klammer geschoben. Ich weiß nicht, wie Sie das sehen, aber für uns zeugen diese Art von Bewerbungen von wenig Interesse an unserem Betrieb. Folglich hält sich unser Interesse an diesen BewerberInnen ebenfalls in Grenzen. Wir hatten aber auch schon Bewerbungen, die an eine unserer RezeptionsmitarbeiterInnen adressiert waren, anstatt an uns Praxisinhaber.

Es mag ein wenig überheblich klingen, aber hin und wieder mache ich mir den Spaß und markiere die einzelnen Rechtschreibfehler in den Bewerbungen. Sie werden die Erfahrung vielleicht selbst schon gemacht haben, sogar mein Name war falsch geschrieben. Wenn dann auch noch 43 Rechtschreibfehler auf 25 Zeilen in einer Bewerbung um eine Anstellung als Rezeptionskraft folgen, hege ich schon so meine Zweifel an der Ernsthaftigkeit der Bewerbung. Zudem frage ich mich, welche ehemalige ArbeitgeberIn so etwas akzeptiert hat?

Jede BewerberIn, die ernsthaft an einer Anstellung bei uns interessiert ist, klickt sich doch durch unsere Homepage und erfährt über die Kategorie „Job“, wie eine Bewerbung bei uns aussehen sollte.

Hier ein weiterer Auszug aus unserer Webpräsenz, in dem wir explizit darauf hinweisen, dass wir nur Online-Bewerbungen annehmen:

Der erste Eindruck ist der wichtigste!

„Wenn Sie sich bei uns bewerben möchten, machen wir es Ihnen sehr einfach, indem Sie sich schnell und bequem bei uns online bewerben können. So sparen Sie Zeit und Geld für diverse Kopien, Passfoto und Bewerbungsmappe. Bitte bewerben Sie sich NUR über unser Bewerbungsformular! (Keine Bewerbung per Post. Keine Bewerbung per E-Mail). Vielen Dank!“

Ein Grund, weshalb wir nur noch Online-Bewerbungen akzeptieren, ist der Rückversand. Warum sollen wir Portokosten für die Rücksendung von Bewerbungen ausgeben, die wir meistens bereits nach dem Lesen des Anschreibens verwerfen. Online-Bewerbungen hingegen müssen wir nicht zurückschicken. Wir sparen uns somit das Porto und die Zeit.

Ein weiterer Punkt ist der Umweltschutz. Wir sind eine rein digitale Praxis. Alles was digital zu bewerkstelligen ist, wird bei uns auch digital erledigt. Wir nutzen Papier nur noch dort, wo es der Gesetzgeber vorschreibt. Durch das Ausfüllen des Online-Bewerbungsbogens können wir also auch gleich noch testen, ob die BewerberIn digital arbeiten kann. Schafft sie es nicht, diesen einfachen Online-Bewerbungsbogen ordnungsgemäß auszufüllen, ist anzunehmen, dass sie auch zukünftig Probleme mit unserem digitalen Prozedere haben wird und scheidet leider an dieser Stelle aus.

Wir achten zudem darauf, wie die Upload-Dateien namentlich benannt sind. Desto genauer, desto besser. Es ist davon auszugehen, dass eine BewerberIn, die ihr Anschreiben „Anschreiben Praxis Kaul_Datum" nennt, später eine bessere Datenorganisation haben wird, als eine BewerberIn, die ihr Anschreiben nur mit „Anschreiben" betitelt.

Ein spezielles Feature, welches wir in unseren Fragebogen integriert haben, ist die Aufforderung, ein selbst gedrehtes Kurzvideo von maximal 30 Sekunden hochzuladen. Bisher haben es zwar lediglich drei BewerberInnen gemacht, diese haben wir dann aber auch sofort eingeladen. In unserem Gespräch wurde bestätigt, dass sie sich ernsthaft mit unserer Praxis und unseren Anforderungen befasst haben. Sie haben sich etwas überlegt, gedreht und dann auch noch den Mut besessen, uns das Video zu schicken. Dafür gebührt ihnen unser Respekt!

Ein weiterer Vorteil von Online-Bewerbungsbögen ist die Tatsache, dass wirklich wichtige Informationen abgefragt werden können. Viel zu oft enthalten gängige Bewerbungsanschreiben nicht die Informationen, die Sie als ArbeitgeberIn wirklich interessieren. Zum Beispiel, ob eine BewerberIn Voll- oder nur Teilzeit arbeiten möchte. Nicht selten konnten wir erst im Bewerbungsgespräch die Frage stellen, wie viele Stunden die BewerberIn arbeiten möchte. Kommt dann der Wunsch auf, nur vormittags zu arbeiten, Sie suchen aber gerade eine Kraft für die Nachmittage, haben

Sie unnötig Zeit investiert. Der Online-Bewerbungsbogen kann dem entgegenwirken. Und nicht nur dem, Sie bekommen all ihre vorher definierten Fragen direkt beantwortet.

Hier ein paar Anregungen für mögliche Fragen in einem Online-Bewerbungsbogen:

- Ich bewerbe mich als? (ZFA, ZMP, ZMF, PM, DH ...)
- Ich bewerbe mich für den Aufgabenbereich: Assistenz, Prophylaxe, Rezeption, etc.
- Aus diesen Gründen sollten Sie mich zu einem Bewerbungsgespräch einladen:
- Ich wünsche mir eine Anstellung in: Vollzeit (40 Stunden), Teilzeit (20 Stunden), etc.
- Diese Berufserfahrung möchte ich gerne in Ihr Unternehmen einbringen:
- verschiedene Upload-Möglichkeiten.

Ein weiterer entscheidender Vorteil des Online-Verfahrens ist es also, dass Sie auch Ihre Vorstellungen bereits vor dem Vorstellungsgespräch präsentieren können. So können Sie beispielsweise Ihre Zeit-Modelle darbieten, aus denen die BewerberIn das für sich zutreffende auswählen kann. Bei uns gibt es z. B. nicht die Möglichkeit, nur 10 Stunden pro Woche zu arbeiten oder als Minijobber anzufangen. Das haben wir auch in unserem Online-Bogen vermerkt und selektieren somit indirekt bereits vor dem Bewerbungseingang.

Neben einer ansprechenden Internetpräsenz setzen wir bei unserer Suche nach neuen MitarbeiterInnen auf die visuelle Wahrnehmung. Unser bisher effektivster Eyecatcher war folgende Anzeige:

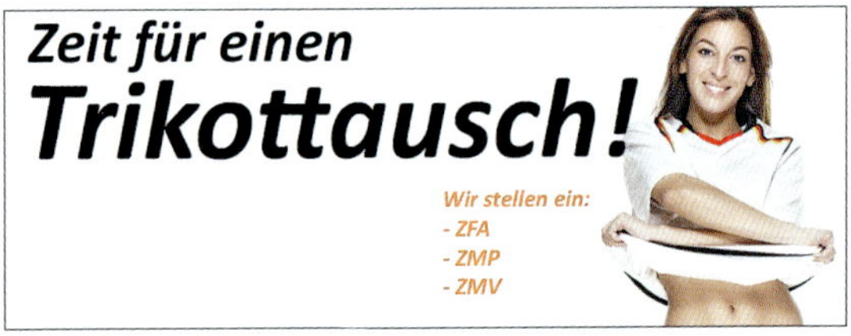

Wir haben diese Anzeige zur Zeit der Fußball-Weltmeisterschaft 2014 geschaltet und sie machte unsere Praxis zum Stadtgespräch. Bessere Werbung für den eigenen Betrieb gibt es nicht. Dennoch waren einige unserer KollegInnen nicht gerade begeistert von der Anzeige. Auf sie wirkte die Anzeige zu sexistisch. Dennoch, wir haben daraufhin viele wirkliche tolle Bewerbungen erhalten. Einige BewerberInnen haben das Thema sogar aufgegriffen, indem sie auf die Frage „Warum sollten wir Sie unbedingt zu einem Bewerbungsgespräch einladen?" beispielsweise mit „Weil ich das Kaul-Trikot nicht im Fanshop kaufen möchte!", „Weil mein Vertrag ausläuft und ich somit auf dem Transfermarkt bin!" oder „Weil ich unbedingt auch ein orangefarbenes Trikot tragen möchte!" geantwortet. BewerberInnen, die so einfallsreich auf Ihre Anzeige reagieren, können Sie bedenkenlos sofort einladen. Das sind meist Topkräfte und ihre Kreativität wird sich auch in Ihrer Praxis positiv bemerkbar machen.

Kann ich! Kann ich! Kann ich! Kann sie wirklich!

Haben Sie jetzt eine neue MitarbeiterIn gefunden, die wirklich das kann, was sie versprochen hat, muss diese schnellstmöglich in Ihren Praxisbetrieb integriert werden. Vieles ist für sie wahrscheinlich neu und unbekannt. Ihre Unterstützung in den ersten Wochen ist daher besonders wichtig. Vor allem damit sich Ihr neues Teammitglied nicht allein gelassen fühlt.

Damit sich Ihre neue MitarbeiterIn am ersten Tag nicht mit Fragen wie „Wer bist Du denn?" konfrontiert sieht, sollten Sie Ihr Team auf die neue KollegIn vorbereiten. Sie lockern damit die Atmosphäre auf und machen ihr den Start angenehmer.

An dieser Stelle noch ein Tipp: Rechnen Sie immer eine Ersatzkraft auf 10 MitarbeiterInnen. Wenn Sie 10 Angestellte haben, brauchen Sie somit im Grunde ein Team aus 11 ArbeitnehmerInnen. Denn von den 10 Angestellten hat meistens eine Urlaub, ist krank oder bummelt Überstunden ab. Mit einer Person mehr im Team gewährleisten sie folglich stets einen reibungslosen Praxisablauf.

Ein weiterer Vorteil einer „Person zu viel an Bord“ ist, dass Sie bei einer Kündigung keinen direkten Angestelltenmangel haben. Stattdessen können im Fall des Falles die anwesenden MitarbeiterInnen die Zeiten der ausscheidenden KollegIn auffangen. Ferner müssen Sie bei der Suche nach einer neuen MitarbeiterIn nichts überstürzen, sondern können ganz in Ruhe jemanden suchen, der wirklich in Ihr Team passt. Haben Sie keine zusätzliche Kraft an Bord, müssten Sie im schlimmsten Fall sogar Ihr Behandlungszimmer schließen, weil Ihnen eine ArbeitnehmerIn fehlt. Schauen Sie also immer, dass sie eine MitarbeiterIn „zu viel“ haben.

Aber zurück zur Integration neuer KollegInnen: Wir handhaben es so, dass wir zu Ehren der neuen MitarbeiterIn eine kleine „Welcome-Party“ veranstalten. Natürlich organisieren nicht wir als Praxisleitung diese „Feierlichkeit“, sondern unsere „Welcome-Verantwortliche“. Dieses Kennenlernen in lockerer Atmosphäre erleichtert Ihrer neuen MitarbeiterIn den Einstieg ins Team und bereitet Ihre Angestellten gleichzeitig auf den neuen Zuwachs vor. Und das außerhalb des täglichen Alltagsstresses. Anfänglich haben wir unsere „Welcome-Partys“ immer Freitagmittag nach der letzten PatientIn veranstaltet. Da sich inzwischen unsere Praxiszeiten bis auf Freitagabend ausgedehnt haben, nutzen wir nun unsere wöchentliche Teamsitzung für die Kennenlernfeierlichkeit. Da in der Teamsitzung Anwesenheitspflicht herrscht, wird zudem gewährleistet, dass jedes Teammitglied vor Ort ist. Somit ist das Eis hoffentlich schon vor Dienstantritt gebrochen. Das lockere Miteinander ermöglicht eine kleine Unterhaltung unter neuen KollegInnen und fördert den Teamgedanken.

Bei uns bekommt die neue MitarbeiterIn bei diesem Treffen auch ihre Praxiskleidung, ihre Bügeletiketten mit Namen, ihr Namensschild und den Praxisschlüssel überreicht. Anfänglich gab es zudem einen Vortrag zur „Kaul'schen Denkweise“ damit die neue MitarbeiterIn tiefer in die Unternehmensphilosophie eingeführt und die „alten“ Angestellten daran erinnert werden. Inzwischen halte ich diesen Vortrag bereits vor der „Welcome-Party“ in einem kleineren Kreis. Behandelt werden dabei:

- Praxisphilosophie
- Zeitmanagement
- Dress-/Styling-Code
- Praxisanspruch
- Praxisaktivitäten.

Die „Welcome-Party" ist vorbei, der erste Arbeitstag der neuen MitarbeiterIn steht bevor. Denken Sie immer daran, dass sie neu ist und sich in Ihrem Unternehmen noch nicht auskennt. Sie ist also auch noch nicht mit den Abläufen in Ihrer Praxis vertraut. Schön ist es deshalb, wenn Ihre PraxismanagerIn die neue KollegIn empfängt, eine kurze Führung durch das Unternehmen anschließt und sie über alles Wichtige informiert. Erwarten Sie an dieser Stelle jedoch nicht, dass sich Ihr Unternehmenszuwachs alles beim ersten Mal merkt. Bei all dem neuem Input kann schon mal etwas in Vergessenheit geraten. Sie kennen das doch sicherlich auch von sich selbst. Da haben Sie sich alles im Kopf zurecht gelegt, was Sie der neuen MitarbeiterIn sagen wollen, und im Laufe des Tages fällt Ihnen ein, was Sie alles vergessen haben zu erzählen. Deshalb haben wir inzwischen alle nennenswerten Punkte notiert und daraus zwei Projekte erstellt. Sie tragen die Titel „FIRST DAY/FIRST WEEK" und „Praxishandbuch".

In **FIRST DAY/FIRST WEEK** sind alle Informationen enthalten, die eine neue MitarbeiterIn am ersten Tag bzw. in der ersten Woche wissen und können muss. Hier ein paar Beispiele:

FIRST DAY

- Unterlagenfach (jede MitarbeiterIn hat ein eigenes Unterlagenfach für praxisinterne Post wie Gehaltsabrechnung, Stundenzettel, etc.)
- Spind
- Fingerabdruck einlesen, ein-/ausloggen für Arbeitszeiterfassungsprogramm
- Hauptschalter
- Komplette „Schlossführung", auch Backstage
- ZE-Ein-/Ausgang

- PC-Start + Kennwort
- Alarmanlage an/aus

FIRST WEEK

- Zimmer-Check morgens/abends
- Behandlungsstuhlbedienung
- Bedienung des Flatscreens über dem Behandlungsstuhl
- Zahnfilm-Röntgen + OPG
- Intraoralkamera bedienen + Foto speichern
- RDG & Autoklav ein/aus
- Chipkarte einlesen
- Telefonanlage
- EC-Cash
- Materialbestellung
- Materiallieferung

Es empfiehlt sich, die neue MitarbeiterIn in den ersten Wochen noch nicht aktiv ins Tagesgeschäft einzubinden. Lassen Sie Ihre neue Angestellte zunächst „mitlaufen", damit sie die Abläufe kennenlernt. Wir haben mit der Zeit zudem ein „Patenschaftsmodell" entwickelt. Jede neue MitarbeiterIn bekommt für die ersten drei Monate eine erfahrene KollegIn als „PatIn" zur Seite gestellt. Sie ist die erste AnsprechpartnerIn für die Neue und unterstützt sie bei täglichen Belangen und Fragen. Das ist beruhigend und schafft Vertrauen. Natürlich sollte nicht nur die PatIn, sondern das ganze Team tatkräftig an der Integration der neuen KollegIn mitwirken.

Und nun kommen wir zu unserer Praxisphilosophie, die wir die „Kaul'sche Denkweise" nennen. Sie haben sicherlich auch ein gewisses Bild von Ihrer Praxis. Damit dieses auch erfüllt wird, müssen Sie es neuen MitarbeiterInnen natürlich auch vermitteln und erklären. Wenn Sie möchten, dass Ihre Angestellte Ihre Praxisphilosophie versteht, verinnerlicht und auch lebt, ist es mit 20 Minuten Vortrag nicht getan. Es braucht Zeit, bis sie all Ihre Vorstellungen und Gepflogenheiten der Praxis verinnerlicht hat. Um Ihr den Vorgang zu erleichtern, stellen Sie ihr doch ein

Nachschlagewerk zur Verfügung. Bei uns hat sich das als wirklich effizient erwiesen.

Meine Frau und ich haben dafür vor ein paar Jahren damit begonnen, unsere Philosophie, unsere Art zu Denken und unsere Ansprüche an uns und unser Personal, aufzuschreiben. Es ist der Versuch, unsere MitarbeiterInnen an unseren Gedanken teilhaben zu lassen, anstatt einfach das Oberhaupt heraushängen zu lassen und zu sagen: „Das ist hier so und basta!" Regeln dieser Art sind wichtig, damit Sie ChefIn Ihres eigenen Unternehmens bleiben. Dennoch kann man eine Entscheidung fällen, wie man seinem Personal diese Regeln entgegenbringt.

Unser Praxishandbuch umfasst derzeit circa 80 Seiten. Sie verstehen also, dass es den Rahmen sprengen würde, es an dieser Stelle als Beispiel einzufügen. Aber das ist auch gar nicht notwendig, schließlich ist jede Praxis anders und hat dementsprechend auch andere Schwerpunkte. Jede InhaberIn ist ein anderer Typ Mensch und hat folglich andere Eigenheiten und Interessen. Trotzdem führe ich Ihnen anschließend natürlich gern ein paar Punkte als Anreiz auf, sich selbst hinzusetzen und ein eigenes Praxishandbuch/Praxisleitfaden zu erstellen. Folgende Punkte sind in unserem Praxishandbuch vertreten:

- Kommunikation mit PatientInnen
- Kommunikation mit NeupatientInnen
- Kommunikation am Telefon
- Kommunikation bei Beschwerden
- Kommunikation mit dem Dentallabor
- Terminvergabe
- Empfehlungsmanagement
- Dress-/Styling-Code
- Zeitmanagement
- Rhetorik
- Praxisinterne Organisation
- Arztgeheimnis
- Praxisstruktur
- Praxisphilosophie und Schwerpunkte

Denken Sie nun nicht zuerst an den Aufwand, sondern an den Nutzen eines solchen Praxishandbuchs. Sie erstellen dieses Handbuch einmal, können es dann aber an x-beliebig viele MitarbeiterInnen verteilen. Das wiederum spart Zeit, da Ihre MitarbeiterInnen das Nachschlagewerk ganz in Ruhe zu Hause lesen können. Sie müssen also nicht bei jeder neuen MitarbeiterIn immer wieder das Gleiche erzählen.

Klar sollte jedoch sein, dass dieses Praxishandbuch nie fertig sein wird. Es lebt. Sie und Ihre Praxis entwickeln sich weiter und somit wird es immer wieder Veränderung in ihrem Leitfaden geben. Aber auch diese Aufgabe können Sie delegieren und eine Verantwortliche benennen. Bei uns ist die PraxismanagerIn dafür zuständig, das Praxishandbuch immer auf dem neuesten Stand zu halten.

Neben unseren Leitfäden für den ersten Arbeitstag, die erste Arbeitswoche sowie dem Praxishandbuch haben wir in unserer Praxis inzwischen weitere schriftliche Leitfäden erstellt. Einer davon ist das „Einarbeitungsheft zu unserer Praxissoftware". Dieses entstand aus der Tatsache heraus, dass viele unserer neuen Angestellten unsere Praxissoftware nicht kannten. Der Markt an Praxisverwaltungssoftware für Dentalunternehmen ist einfach zu groß. Auch Sie werden deshalb immer wieder MitarbeiterInnen einstellen, die vorher mit einer anderen Praxissoftware gearbeitet haben. Um nicht genervt zu sein, wenn die neue Angestellte fünf Klicks anstatt einem macht, beugen wir vor.

So werden in unserem Einarbeitungsheft vor allem Grundlagen unserer Praxis-Verwaltungssoftware dargestellt. Was sehe ich auf dem Monitor? Wie erstelle ich einen Befund? Wie lese ich die Krankenversichertenkarte ein? Und vieles mehr.

Sie können auch hier wählen, ob Sie die Bedienungsanleitung selbst verfassen oder die Aufgabe an eine computeraffine MitarbeiterIn übertragen. Wenn Sie die Aufgabe delegieren, sollten Sie den Leitfaden vor Veröffentlichung dennoch prüfen.

Es hat sich auch hier als hilfreich für die Anwendung der Anleitung herausgestellt, mit Screenshots und Anleitungspfeilen zu arbeiten. Das 1:1 Abbild des Monitors erleichtert es der neuen MitarbeiterIn, die Aufgaben später auf dem realen Monitor umzusetzen. Zudem kann sie sich mit der Anleitung an einen freien Praxis-PC setzen und Schritt für Schritt üben, ohne dabei auf die Anwesenheit einer KollegIn angewiesen zu sein. Sollte Ihre Software keine Testpraxis mit PseudopatientInnen zum Üben besitzen, erzeugen Sie für Übungszwecke einfach ein paar „ÜbungspatientInnen". In diesen Karteikarten kann Ihre neue MitarbeiterIn nun üben, ohne dabei aus Versehen wichtige Daten zu verändern.

Klar möchten Sie der neuen MitarbeiterIn nicht nur Lernzeit geben, sondern irgendwann auch Nutzen aus ihrer Anstellung ziehen. Erstellen Sie deshalb zudem einen Einarbeitungsplan. Was soll die neue MitarbeiterIn zuerst können, was danach, und so weiter.

Als Beispiel hier einer unserer Einarbeitungspläne:

Einarbeitungsplan: XY

Es gibt Haken für:

4 erklärt
3 gezeigt
2 unter Aufsicht durchgeführt
1 selbstständig durchgeführt und verstanden

	4	3	2	1
Terminvergabe				
Leistungseinträge (BEMA+ GOZ)				
Planung anlegen				
Versäumte Patienten anrufen				
Sich Erinnerung setzen für Patienten-Anrufe				
Vorzugsliste				

	4	3	2	1
Notizen im Terminbuch				
Rechnungen schreiben + drucken				
BFS beachten, Ausland				
KVA unterschreiben lassen				
Doku über Behandlungsablauf und besprochene Themen				
Erinnerung für KVA setzen				
PA-Pläne schreiben und drucken				
Intraorale Fotos speichern				
Röntgen: Zahnfilme und OPG, Konzept kennen				
Ablauf wenn Abdrücke genommen werden: Labore, Laborzettel, roter Knopf, Laborauftragsnummer erstellen				
PA-Verlauf und Befund				
PA-Mappe für den Patienten				
Welchen Weg (Ordnersystem) nehmen die PA-Pläne				
„Fallbesprechung"				
Was bedeuten die Farben gelb, rosa, grün, grau und „Pläne"				
Verwaltung der eigenen Aufgabenliste (erledigt, gelöscht)				
Workchip: Minusstunden, Urlaubstage, Krankheit, etc.				
Unser PA-Konzept; Terminlängen, Abstände, Kosten				
Aufklärung/ Empfehlung: Icon, Bleaching, Inlay, Kunststofffüllung und deren Kosten				
Kids-Prophy-Konzept und deren Leistungseinträge				
Röntgenkonzept und Verhaltensführung beim Röntgen von Kindern				
Welche Medikamente verschreiben wir?				
Rezepte ausstellen				

Um sicher zu gehen, dass Ihre neue MitarbeiterIn sich einarbeitet und Engagement zeigt, hat es sich bei uns als Anreiz erwiesen, für die ersten sechs Monate ein gestaffeltes, an den Einarbeitungsplan gebundenes

Gehalt zu zahlen. Dies spornt Ihre neue Angestellte an, sich schnell in die praxisinternen Abläufe einzuarbeiten. Zahlen Sie vom ersten Tag an das Wunschgehalt, sind Engagement und Ansporn oft geringer. In diesem Fall wird es für Sie als ChefIn schwer, Ihre MitarbeiterIn davon zu überzeugen, sich mehr in die Praxis einzubringen als bisher.

Es ist schade, aber leider kann heute fast nur noch der finanzielle Rahmen als Anreiz fungieren. Bei dem aktuellen Mangel an Fachkräften auf dem Arbeitsmarkt wechseln MitarbeiterInnen bei finanzieller Unzufriedenheit kurzerhand die ArbeitgeberIn. Es ist nicht schwer, innerhalb von wenigen Tagen eine neue Anstellung zu finden, wenn man sich einigermaßen gut verkaufen kann oder wirklich gut ist. Durch das an den Einarbeitungsplan gestaffelte Gehalt bestimmt die neue MitarbeiterIn selbst, wann Sie das vereinbarte Gehalt erhält. Sie sollten dabei jedoch klarstellen, dass die Staffelung nicht zeitlich, sondern an Lernerfolge gebunden ist. Dazu wieder ein kurzes Zahlenbeispiel: 100 Euro mehr, wenn 10 Punkte der Einarbeitungsliste die erste Kompetenzstufe erreicht haben. Was das genau bedeutet, werde ich im nächsten Kapitel noch genauer darlegen.

Auch bei der Anstellung von ZahnärztInnen hat sich dieses Prozedere bewährt. Im Vorfeld präsentieren auch sie immer eine ganze Reihe an Fähigkeiten und Aufgaben, die sie beherrschen. Durch den Selbsteinschätzungsbogen erhalten Sie als neue ChefIn einen ersten Überblick über deren Können. Bei einer Anstellung geht es nun auch darum, noch vorhandene Defizite abzubauen und die Fähigkeiten zu überprüfen. Überlassen Sie also auch neu angestellte ZahnärztInnen nicht sich selbst. Und denken Sie immer daran: Es ist Ihre Praxis und es sind Ihre PatientInnen! Behalten Sie diese deshalb stets im Auge.

Wir haben die Erfahrung gemacht, dass Fallbesprechungen von circa einer Stunde pro Woche eine gute Möglichkeit sind, um die Arbeit unserer angestellten ZahnärztInnen im Blick zu behalten. Das kostet Sie natürlich wieder etwas Zeit, ist aber wirklich wichtig! Wir handhaben es so, dass die neue ZahnärztIn bei diesen gemeinsamen Terminen Neu-PatientInnen präsentieren muss. Sie erklärt uns den Befund, die Röntgenbilder und auch das Behandlungskonzept. Darüber hinaus plant sie jeglichen Zahnersatz „ihrer“ PatientInnen selbst. Einziger Unterschied zu uns: Sie beauftragt die Abrechnungsabteilung nicht selbst mit der Erstellung eines Heil- und Kostenplans, sondern lässt uns alle notwendigen Informationen zunächst zur Kontrolle zukommen. Stimmt alles, geben wir den Erstellungsauftrag des Heil- und Kostenplans frei und besprechen anschließend mit unserer ZahnärztIn die aufgetretenen Fehler. Auch hier sei noch einmal daran erinnert, dass Sie Ihre angestellten ZahnärztInnen für Mehr bezahlen als nur das bloße Bohren. Abrechnung und Kenntnisse über die Richtlinien der Krankenkassen gehören genauso zu ihren Aufgaben und Fähigkeiten. Genauso verhält es sich mit dem Wissen und der Handhabung bezüglich gleichartiger und andersartiger Regelversorgung. Sollte Ihre neue ZahnärztIn über kein oder zu wenig Know-How in diesen Bereichen verfügen, gibt es erhöhten Nachholbedarf! Denn wie bereits erwähnt: Auch eine AutorIn muss nicht nur gut schreiben können, sondern auch die Rechtschreibung beherrschen!

Kompetenzstufen & Kommunikationsketten

Gerade ist meine Präparation zu Ende, ich verabschiede mich und meine Assistenz muss nur noch das Provisorium auf den beschliffenen Zahn konstruieren. Ich wechsle ins nächste Behandlungszimmer und beginne mit der nächsten PatientIn. Während der Behandlung bemerke ich, dass meine vorherige Assistenz immer wieder vor der Behandlungstür hin und her tippelt, sich aber nicht hereintraut. Irgendwann hält sie es wohl nicht mehr aus und kommt doch zur mir hinein. Sie flüstert mir ins Ohr: „Ich habe kein Provisoriumsmaterial mehr!" Ich antworte: „Fragen Sie Y, sie ist für die Materialbestellung verantwortlich!" „Die habe ich schon gefragt. Sie sagte, wenn nichts mehr im Schrank ist, dann haben wir nichts mehr!" Und somit verwandele ich mich wieder einmal zum Problemlöser. Ich marschiere zur zuständigen MitarbeiterIn und frage, wie es sein kann, dass uns das Material ausgeht. Sie sagt mir, dass ihr niemand gesagt hat, dass sie nachbestellen muss. Sie können Ihre PatientIn jetzt natürlich nicht unbehandelt, beziehungsweise nicht zu Ende behandelt nach Hause schicken. Also was tun Sie? Jetzt ist Einfallsreichtum gefragt!

Eine solche Situation ist Stress pur und alles andere als wünschenswert. Wir haben uns deshalb die Frage gestellt, wie wir solche Situationen von vornherein vermeiden können. Eine erste Erkenntnis war: Wenn wir Aufgaben verteilen, müssen wir sicher sein, dass sich die verantwortliche MitarbeiterIn der Tragweite Ihrer Verantwortung auch bewusst ist. Oft sagen MitarbeiterInnen, dass sie die eine oder andere Aufgabe bereits in der alten Praxis ausgeführt haben. Das ist jedoch kein Garant dafür, dass Ihre Angestellte diese Aufgabe auch professionell und selbstständig ausführt. Führen Sie Ihre MitarbeiterIn deshalb an neue Aufgaben heran. Haben Sie schon einmal etwas von „Kompetenzstufen" gehört? Es handelt sich hierbei um ein Konzept, mit dem Sie Ihre Angestellten langsam, zielgerichtet und geführt an neue Aufgaben und Verantwortungsbereiche heranführen können.

Bevor Sie eine Aufgabe abgeben, sollten Sie Ihrer MitarbeiterIn erklären, dass Sie ihr dabei nicht nur die reine Aufgabe, sondern auch die Verantwortung dafür übertragen. Auf das oben angeführte Beispiel angewendet, würde das Folgendes bedeuten: Wäre der MitarbeiterIn die Verantwortung für das Material und nicht die Aufgabe der Materialbestellung übertragen worden, wäre Ihr sicherlich bewusst gewesen, dass der Praxisbetrieb maßgeblich davon abhängt, wie kompetent sie ihre Aufgabe ausführt und wie ernst sie ihre Verantwortung nehmen muss. Übernimmt sie letztere nicht, steht der Laden still.

Sie mögen die Unterscheidung zwischen „Aufgabe" und „Verantwortung" als spitzfindige Wortspielerei abtun, aber probieren Sie es aus! Im Unterbewusstsein arbeitet eine Verantwortung viel intensiver, als eine einfache Aufgabenzuweisung. Auch wiegt eine Verantwortung schwerer und verlangt deshalb mehr Einsatz. Diesen zeitlichen Einsatz müssen Sie Ihrer MitarbeiterIn natürlich auch gewähren. Und erwarten Sie dabei nicht, dass Sie den Auftrag noch schnell während Ihrer Behandlungsarbeitszeit nebenbei erledigt. Denn Druck führt zu Fahrlässigkeit, und dann passiert genau das, was ich Ihnen in meinem Beispiel geschildert habe.

Auch an dieser Stelle noch ein Tipp: Erstellen oder lassen Sie zwei unterschiedliche Materiallisten erstellen. Die Liste **„WEEKLY"** enthält alle überlebenswichtigen Materialien Ihrer Praxis, die wöchentlich durch die Verantwortliche gecheckt und gegebenenfalls nachbestellt werden müssen. Ohne diese Materialien steht der Praxisbetrieb still. Es gehören demnach Materialien wie Anästhetikum, Abformmaterial und Füllmaterialien in diese wöchentliche Liste. Die zweite Liste mit dem Namen **„MONTHLY“** beinhaltet alle weiteren Materialien.

„Kann ich!“ vs. „Kann ich wirklich!“

Meine Frau und ich haben uns dazu entschlossen, bei den verschiedenen Verantwortungsbereichen der MitarbeiterInnen mit einem Kompetenzstufenmodell zu arbeiten. Dies ist ein System zur Kenntlichmachung von Kompetenzen verschiedener MitarbeiterInnen in verschiedenen Verantwortungsbereichen. Es basiert auf dem Gedanken, Angestellte intensiv auf eine neue Verantwortung vorzubereiten und sie mit dieser nicht allein zu lassen. Egal wie viele Kompetenzstufen Sie in Ihrer Praxis etablieren, es hilft Ihren MitarbeiterInnen, Sicherheit bei der Durchführung ihrer neuen Aufgabe zu erlangen. Welches Modell das Beste für Sie und Ihr Unternehmen ist, testen Sie am besten selbst. Im Netz gibt es zu diesem Thema umfangreiches Material.

Aber was genau ist das Prinzip, mit dem derartige Kompetenzstufensysteme arbeiten? Kompetenzstufen sollen Ihren Teammitgliedern helfen, eine ihnen zugeteilte Aufgabe **korrekt** und **sicher** auszuführen. Ziel ist es dabei, die MitarbeiterInnen nicht durch zu hohe Erwartungen zu überfordern, sondern sie Schritt für Schritt anzuleiten. Erklären Sie Ihren ArbeitnehmerInnen, dass es nicht um Kontrolle oder Überwachung geht. Vielmehr geht es darum, die Sicherheit aufzubauen, die Ihre Angestellten benötigen, um die zugewiesene Aufgabe selbstständig und immer zu 100 Prozent korrekt ausführen zu können.

Ich selbst habe einige Zeit gebraucht, um das Bewertungskonzept hinter den Kompetenzstufen zu verstehen. Ich habe zunächst nicht verstanden, dass eine einzelne Person über verschiedene Kompetenzstufen verfügen kann. Die Lösung ist im Grunde aber ganz einfach: Sie dürfen nicht die MitarbeiterIn sehen, der Sie verschiedene Aufgaben und Verantwortungen übertragen, Sie müssen jede einzelne Verantwortlichkeit für sich selbst betrachten.

Ein Beispiel: Ich behandele als Zahnarzt „nur" Erwachsene, weil ich das Glück habe, dass meine Frau „nur" Kinder behandelt. Wenn wir jetzt Kompetenzstufen für die Bereiche Erwachsenen- und Kinderbehandlung verteilen, sähe die Verteilung bei meiner Frau und mir folgendermaßen aus: Ich erhalte in „Erwachsenenbehandlung" die höchste Stufe (Eins), in „Kinderbehandlung" hingegen die Niedrigste (Vier). Aus dem einfachen Grund, weil ich absolut keine Erfahrung in der Kinderbehandlung habe. Bei meiner Frau ist es genau umgekehrt. Sie erhält im Bereich „Kinderbehandlung" die höchste Kompetenzstufe (Eins), in der „Erwachsenenbehandlung" wiederum die Niedrigste (Vier), da sie schon seit vielen Jahren keine Erwachsenen mehr behandelt.

In einer Tabelle würde die Verteilung der Kompetenzstufen (KS) nun folgendermaßen aussehen:

Aufgabe	Verantw.	KS	Vertreter	KS	Häufigkeit	Bemerkung
Erwachsbeh.	Alexander K	1	Katharina K	4		
Kinderbeh.	Katharina K	1	Alexander K	4		
...	...	...	...	...	...	

Sollten Sie meiner Anleitung zur Erstellung einer Aufgabenliste aus dem zweiten Kapitel gefolgt sein, gibt es in Ihren Mitarbeiterkarteien eine weitere Spalte namens „KS" zur Dokumentation der einzelnen Kompetenzstufen.

Sie fragen sich nun noch, was die Zahlen „Eins" und „Vier" in der obigen Tabelle bedeuten? Es handelt sich hier um die Stufen, bei denen wir uns in unserer Praxis auf vier beschränkt haben. Es gibt aber wie so oft viele verschiedene Kompetenzstufenmodelle. Manche Unternehmen arbeiten mit sechs Stufen, manche sogar mit bis zu 10 Stufen. Sollten Sie sich nun auch für ein solches Kompetenzstufenmodell entscheiden, seien Sie sich dessen bewusst, dass es zeitaufwendig ist, Ihre MitarbeiterInnen im Rahmen eines Stufenmodells zu begleiten. Das soll Sie aber keinesfalls abschrecken. Im Gegenteil: Es lohnt sich!

Ich möchte Ihnen nun noch, anhand meines zu Beginn des Kapitels aufgezeigten Beispiels, das Prozedere und die Bedeutung der einzelnen Kompetenzstufen darlegen.

Zu Beginn der Übergabe der Materialbestellung an eine MitarbeiterIn haben wir die Bestellung nicht kontrolliert. Nach einiger Zeit waren die wöchentlichen Bestellungen jedoch sehr umfangreich und wir haben uns dem Bereich „Materialbestellung“ angenommen. Zunächst haben wir uns einen Überblick über die Angebotslage verschafft. Denn wenn Sie als ChefIn festlegen, dass immer (nur) zwei Spritzen von einer bestimmten Kompositfarbe im Vorratsschrank liegen sollen, kommt Ihre Angestellte möglicherweise nicht auf die Idee, testweise nachzusehen, ob die Bestellung von drei Spritzen eventuell preiswerter ist. Oft gibt es nämlich ab einer Stückzahl von drei Spritzen einen Mengenrabatt oder Angebote wie „Kaufe Drei, zahle Zwei!“. Es ist Ihr Geld, was Sie damit sparen können. Es lohnt also, von Zeit zu Zeit Angebote und Möglichkeiten selbst zu recherchieren. Aber wie können Sie diese Verantwortung nun übertragen und sich sicher sein, dass sie von Ihrer MitarbeiterIn genauso präzise und umsichtig ausgeführt wird, wie Sie es sich vorstellen? Das Lösungswort heißt „Kompetenzstufen“!

Wir haben unsere vier Kompetenzstufen folgendermaßen benannt:
- die „Lernende“ (Vier)
- die „Vertraute“ (Drei)
- die „Erfahrene“ (Zwei)
- der „Motor“ (Eins)

Bekommt eine MitarbeiterIn eine für sie neue Verantwortung übertragen, beginnt sie immer auf der untersten Kompetenzstufe. Und das unabhängig davon, wie lange sie bereits im Unternehmen tätig ist. Bei uns ist die unterste Kompetenzstufe **Stufe Vier - die Lernende**. Dies bedeutet für unsere MitarbeiterIn und uns Folgendes:
- **Nur zuschauen und zuhören!**
- Viel Anleitung, die Verantwortung ist noch neu und somit noch nicht verinnerlicht.
- Viel Unterstützung

- Die MitarbeiterIn führt Verantwortung noch nicht selbstständig aus.
- Die MitarbeiterIn hat noch keine Entscheidungsmacht, noch herrscht Fremdentscheidung.

Auf unser Beispiel zur Materialbeschaffung angewendet, bedeutet dies, dass die MaterialmitarbeiterIn bei der Durchführung der Bestellung zunächst nur zusieht. Die ausführende Kraft erklärt der KollegIn alle wichtigen Abläufe und das mehrfach! Warum mehrfach? Es macht erfahrungsgemäß wenig Sinn, die Kompetenzstufe direkt nach einer Sitzung des Zuschauens auf die nächste Stufe hoch zu setzen. Der Vorteil bei mehrfachem Zuschauen ist zudem, dass die Lernende noch einmal neue Impulse und Hinweise vermittelt bekommt. Denn die aktuell noch Verantwortliche wird die Ausführung der Aufgabe sicherlich etwas anders erklären, als noch beim ersten Mal.

Erst wenn Sie der Auffassung sind, dass die Lernende die Wichtigkeit der Verantwortung verinnerlicht hat und die Aufgabe routiniert erfüllt, sollten Sie zur nächsten Kompetenzstufe übergehen. Bei unserem System würde nun **Kompetenzstufe Drei – die Vertraute** folgen. Diese Stufe bedeutet, dass unsere MitarbeiterIn bereits mit der Verantwortung vertraut ist, im Ablauf und im Problemmanagement jedoch noch Unsicherheiten aufweist. Das bedeutet im Detail:
- **Die Arbeit wird unter direkter Aufsicht erledigt!**
- Wenig Anleitung, Verantwortung ist noch neu/noch nicht verinnerlicht.
- Die MitarbeiterIn bekommt auf Nachfrage Unterstützung.
- Die erfahrene MitarbeiterIn schaut nur zu.
- Die Anzulernende hat noch keine Entscheidungsmacht, noch herrscht Fremdentscheidung.

Angewendet auf unser Bespiel würde die Anzulernende den Materialcheck sowie das anschließende Ausfüllen des Bestellscheins (egal ob schriftlich oder online) nun unter Aufsicht durchführen. Durch das aktive Erfüllen der Aufgabe bekommt sie zum einen das Gefühl der Wertschätzung vermittelt, gleichzeitig fühlt sie sich durch die Anwesenheit der Einweisenden nicht gleich allein gelassen. Hiermit schließen wir das Gefühl der Überforderung und daraus möglicherweise resultierende Demotivation aus. Folglich bleibt die Einweisende in dieser Stufe noch die abschließende Kraft und trägt damit auch noch die Verantwortung für die Durchführung der Bestellung.

Hat die Aufsicht das Gefühl, dass die Anzulernende die Verantwortung einen Schritt mehr verinnerlicht hat, tritt bei uns **Kompetenzstufe Zwei – die Erfahrene** in Kraft. Hier gilt:
- **Die Verantwortung wird selbstständig, fast fehlerfrei durchgeführt!**
- keine Anleitung
- Die MitarbeiterIn erhält Unterstützung nur auf Nachfrage.
- Die Anzulernende entscheidet selbst, Rückfragen sind nur noch bei neuen Dingen nötig.
- Es findet eine abschließende, stichprobenartige Fremdkontrolle statt, Rückmeldung gibt es immer.

Diese Stufe Zwei erhält unsere MitarbeiterIn, wenn wir uns sicher sind, dass sie mit dem Inhalt der Verantwortung und den Abläufen wirklich vertraut ist. Im Beispiel der Materialbestellung führt die Anzulernende diese nun komplett selbstständig und ohne Aufsicht durch. Die Anlernende gibt die Bestellung nach kurzer Kontrolle nur noch abschließend frei. Stichprobenartig kann zusätzlich noch der eine oder andere Ablauf kontrolliert oder ein Angebot überprüft werden.

Verlaufen die abschließenden Prüfungen über einen längeren Zeitraum fehlerfrei, kann der Erfahrenen die **oberste Kompetenzstufe Eins – der Motor** zugesprochen werden. Diese letzte Kompetenzstufe bedeutet, dass die MitarbeiterIn ab sofort komplett eigenständig für die ihr übertragene Aufgabe/Verantwortung zuständig ist. Motor bedeutet auch, dass die MitarbeiterIn fortan über die Weiterentwicklung der Verantwortung nachdenken sollte. Ein Beispiel wäre, wenn die Materialbeauftragte eine digitale Materialeinlagerung vorschlägt oder ein Scannersystem involvieren möchte, das stets den aktuellen Materialbestand widerspiegelt.

Einen neuen Vorschlag zu unterbreiten, bedeutet bei uns allerdings nicht, die Idee nur anzumerken. Wir erwarten, dass unsere Angestellten einen Investitionsplan erstellen, in dem folgende Punkte abgehandelt werden:

- Welche Vorteile bietet die Weiterentwicklung/Anschaffung dem Unternehmen?
- Wie hoch sind die Anschaffungskosten?
- Wie viel Zeit wird die Inbetriebnahme und Schulung aller MitarbeiterInnen in Anspruch nehmen?
- Welche Ersparnisse/Gewinne kann die Praxis durch die Anschaffung erwirtschaften?

Natürlich sollten sich alle MitarbeiterInnen, unabhängig von ihrer Kompetenzstufe, an der Weiterentwicklung der Praxis beteiligen. Aus einem einfachen Grund: Angestellte haben mitunter richtig gute Ideen! Oft wissen sie jedoch nicht, wie und ob sie es der Praxisleitung mitteilen können.

Wir haben zu diesem Zweck ein Ideenblatt entwickelt. Das können MitarbeiterInnen mit einer Idee ausfüllen und uns über unseren praxisinternen Briefkasten zukommen lassen. Dieser Briefkasten wird regelmäßig von unserer PraxismanagerIn kontrolliert und geleert.

Für die bessere Vorstellung hier der Entwurf unseres Ideenblatts:

IDEENBLATT

Ideengeber: ______________________________ Datum: __________

Momentaner Sachverhalt:

Mein Verbesserungs-/Veränderungsvorschlag:

____

____

Vorteil für die Praxis:
Wer würde die Verbesserung durchführen?: ______________________
Wann/Bis wann?: ______________________
Wie?: ______________________
Budgetidee?: ______________________

Die Veränderung bringt eine Verbesserung in den Bereichen:

❑ Zeitersparnis	❑ Geldersparnis
❑ Umweltfreundlichkeit	❑ Patientenzufriedenheit
❑ Umsatzsteigerung	❑ Erhöhung des persönlichen Wohlbefindens
❑ Vereinfacht den Ablauf	❑ Mehr Service
❑ Alleinstellungsmerkmal	❑ Bekanntheitsgrad

Umsetzung/Durchführung (wird von Chef ausgefüllt)
- Ja, bitte umsetzen!
- Nein, weil ...
- Zur Zeit nicht umsetzbar
- Als Projekt aufgenommen
- Gute Idee, es wird aber keine sofortige Umsetzung geplant. Vorerst Ablage in den Innovationsordner.

Hat ein solches Ideenblatt seinen Weg zu uns als Praxisleitung gefunden, werden wir tätig. Zunächst prüfen wir die Idee und besprechen das Für und Wider. Kommt die Idee letztlich für uns in Betracht, suchen wir das Gespräch mit unserer MitarbeiterIn, um alles Weitere in die Wege zu leiten. Erscheint uns der Vorschlag aus irgendwelchen Gründen nicht geeignet, suchen wir natürlich ebenfalls das Gespräch, um unsere Gegenargumente darzulegen und uns trotzdem sehr für Ihr Engagement zu bedanken.

Kann mir (mal) jemand etwas Zeit schenken?!

„Chef, ich hätte gern Urlaub!", „Chef, in Zimmer Drei funktioniert der PC nicht mehr!", „Chef, als Sie im Urlaub waren, ist die Einheit in Zimmer Eins ausgefallen. Wir wussten nicht, was wir tun sollen!", „Chef, meine Gehaltsabrechnung stimmt nicht!".

Kennen Sie ebenfalls zur Genüge? Und wie oft haben Sie sich in solchen Situationen schon Hilfe gewünscht? Eines ist klar: Desto größer das Unternehmen, desto mehr kleine Zeitfresser entstehen. Und trotzdem hat jeder Tag nur 24 Stunden und auch Sie sind nur begrenzt belastbar. Zudem besagt eine Studie, dass die ChefIn ab der elften MitarbeiterIn nicht mehr mit dem Ohr an der Belegschaft ist und somit manche Probleme oder Missstände erst spät, teilweise auch zu spät, erfährt.

Ist es Ihnen beispielsweise nicht auch schon einmal passiert, dass Sie dachten: „Der Laden läuft ja zurzeit ganz gut!", und genau an diesem Tag bricht ein Gewitter herein, dessen Wolken Sie nicht haben aufziehen sehen? Stellen Sie sich nun vor, wie schön es wäre, wenn Ihnen jetzt ein Regenschirm gereicht wird, der Sie vor dem Regen schützt. Stellen Sie sich vor wie schön es wäre, nicht ganz allein im Regen zu stehen, während Ihr Team bereits Unterschlupf gefunden hat. Dieses Bild muss nicht nur eine schöne Vorstellung in Ihrem Kopf bleiben. Eine PraxismanagerIn lässt diesen Traum wahr werden. Genau in solchen Situationen ist ihr Können gefragt und Gold wert. Denn eine PraxismanagerIn ist IHR Ohr an der Belegschaft, IHRE VermittlerIn und in diesem Sinne gewissermaßen IHRE Vize-ChefIn!

Praxismanagement – Der/Die Vize im Laden

Sie haben in diesem Buch schon mehrfach das Wort „PraxismanagerIn" gehört. Jetzt möchte ich Ihnen unsere Definition erläutern. Dabei sei klargestellt, dass es sich bei einer Praxismanagerin nicht um die Rezeptions- bzw. Abrechnungskraft handelt. Natürlich sitzt auch Ihre RezeptionsmitarbeiterIn an der „Front" und bekommt daher vieles als erste Person in Ihrem Team mit. Dennoch ist die Aufgabe einer PraxismanagerIn eine ganz andere.

Eine PraxismanagerIn ist dazu da, die ChefIn aktiv in der Leitung und dem Erledigen von Aufgaben im Alltag zu unterstützen. Hierzu gehört nicht die Abrechnung oder das Erstellen von Heil- und Kostenplänen oder Kostenvoranschlägen. Dies sind wiederum Aufgaben einer Abrechnungskraft.

Als ChefIn müssen Sie Ihrer PraxismanagerIn Zeit für das Management gewähren. Zeit, in der sie Aufgaben erledigt, deren Verantwortung bisher immer an Ihnen hängen geblieben ist. Fragen Sie sich jetzt, was eine PraxismanagerIn Ihnen tatsächlich abnehmen kann? Schließlich müssen Sie als InhaberIn wissen, was in Ihrem Laden so vor sich geht? Richtig, müssen Sie auch, aber Sie müssen nicht das ausführende Organ sein!

Einmal in der Woche gibt es bei uns eine „Praxismanagement-Sitzung" (PMS). An dieser Sitzung nehmen alle Personen teil, die zum Management gehören, und es werden Themen und Vorgehensweisen besprochen, beziehungsweise abgesprochen. Oberste Frage ist dabei stets: Wer erledigt was und bis wann?!

Den Termin für diese Besprechung legen Sie als ChefIn der Praxis fest. Am besten macht sich ein wöchentlich fester Termin. Diesen Termin dürfen Sie als PraxisinhaberIn nicht aus dem Praxiskalender löschen. Schließlich geht es hier um Ihre Freizeit, und von dieser möchten Sie doch sicherlich gern etwas mehr zur Verfügung haben?! Dann investieren Sie in Ihre Freizeit und setzen Sie sich mit Ihrer PraxismanagerIn zusammen. Besprechen Sie gemeinsam Themen, die Sie oder Ihre PraxismanagerIn erledigen werden.

Zunächst müssen Sie natürlich an eine qualifizierte PraxismanagerIn herankommen. Wie? Entweder schauen Sie sich in Ihrem Team um und überlegen, wer die Anforderungen einer PraxismanagerIn erfüllen kann und erfüllen möchte. Oder aber Sie suchen sich eine neue MitarbeiterIn, die direkt für diese Position ausgebildet ist. Beide Varianten sind sowohl für Sie als ChefIn, als auch für Ihr Team nicht einfach. Sie sollten Ihr Team deshalb auf die Veränderung vorbereiten, anstatt mit einer fremden oder bereits bekannten Person in der Teamsitzung zu erscheinen und diese als neue PraxismanagerIn vorzustellen. Erklären Sie Ihren Angestellten bereits vorab in einer Teamsitzung, warum Sie überlegen, eine PraxismanagerIn einzustellen. Erzählen Sie Ihrem Team, dass Sie eine Person im Unternehmen benötigen, die Ihnen gewisse Aufgaben in der Praxis abnimmt, weil Sie sonst nach Praxisschluss längst nicht Feierabend haben. Zeigen Sie Ihren Angestellten ruhig auf, dass Sie oft noch nach Dienstschluss diverse Erledigungen für die Praxis durchführen müssen oder am Wochenende über die Umsetzung der Urlaubswünsche brüten. Seien Sie ehrlich zu Ihrem Team und binden Sie es in Ihre Überlegungen mit ein. Erklären Sie Ihren MitarbeiterInnen, dass Sie sich als ChefIn ab einer gewissen Praxisgröße zusätzlich um eine hohe Anzahl kleiner Alltagsdinge kümmern müssen, die fast nichts mehr mit dem eigentlichen Beruf als ZahnärztIn zu tun haben. Denn oft ist es leider so, dass jede Angestellte denkt, dass ihr Problem oder ihre Frage gerade die einzige Sache ist, mit der Sie sich als ChefIn beschäftigen müssen. Veranschaulichen Sie Ihrem Team, dass ihre Fragen nicht während der Behandlungszeit geklärt werden können, weil Sie genügend Zeit für jede MitarbeiterIn aufbringen möchten. Um ihr und ihrem Problem gerecht zu werden und daher außerhalb der Behandlungszeit nach einer

Lösung suchen müssen. Erklären Sie Ihren MitarbeiterInnen, dass das Verlassen der Praxis für Sie keineswegs mit Freizeit oder Feierabend einhergeht. Ich nenne diese Zeit immer „behandlungsfreie Zeit". Denn auch wenn ich als Chef nicht körperlich anwesend bin, denke ich doch immer an das Unternehmen. Achten Sie bei all Ihren Erklärungen aber auch darauf, dass Sie sich vor Ihren MitarbeiterInnen nicht selbst bemitleiden. Schließlich haben Sie sich die Position als „ChefIn" selbst ausgesucht und verdienen mehr Geld als ihr Team.

Sie können Ihren MitarbeiterInnen die Anstellung einer PraxismanagerIn auch damit erklären, dass auch Entscheidungen getroffen werden müssen, wenn Sie als ChefIn mal nicht anwesend sind. Dafür braucht es eine Verantwortliche. Und ich spreche hierbei nicht nur von Urlaub, sondern auch von Zeiten, in denen Sie „behandlungsfrei" sind und/oder trotz Praxisbetrieb nicht im Hause sind. Dies kommt z. B. vor, wenn Sie im Schichtsystem arbeiten, was bei der Anstellung weiterer ZahnärztInnen oft vorkommt. Auch wenn dann eine andere ZahnärztIn vor Ort ist, können Sie sich nicht darauf verlassen, dass Ihre angestellte ZahnärztIn in Ihrem Sinne denkt, handelt und Entscheidungen für Sie trifft. Sie können folglich nicht davon ausgehen, dass sich Ihre angestellten ZahnärztInnen bei Ihrer Abwesenheit automatisch als Ihre Vertretung ansehen. Speziell die jüngeren Generationen wollen oft gar keine Verantwortung mehr übernehmen. Es ist einfach nicht jedermanns Sache, Entscheidungen über ein Team zu treffen, oder gar KollegInnen zu ermahnen. Das ist und bleibt Ihre Aufgabe als ChefIn. Für den Fall Ihrer Abwesenheit benötigen Sie dennoch eine Vertretung. Jemanden, der fest im Leben steht und sich traut, Klartext zu reden, wenn es notwendig ist. Oder wollen Sie mehrfach täglich im Urlaub kontaktiert werden, weil Ihr Team sofort eine Problemlösung von Ihnen benötigt? Oder möchten Sie nach Ihrer Rückkehr aus dem Urlaub sofort mit einer Liste an Problemen begrüßt werden?

Früher erwartete mich nach meinem Urlaub oft eine mehrseitige Liste mit Aufgaben und Telefonaten, die ich abzuarbeiten hatte. Nachdem wir eine PraxismanagerIn eingestellt haben, gibt es diese Liste fast gar nicht mehr. Ganz ohne Liste geht es natürlich nicht, aber sie hat sich extrem reduziert.

Ich habe nach dieser so positiven Entwicklung dem Team gedankt und erklärt, dass ich als Chef jetzt quasi immer in Urlaub bin, auch wenn ich in der Praxis arbeite. Soll bedeuten: Fragen, die während meines Urlaubes selbstständig entschieden wurden, sollen bitte auch weiterhin selbstständig entschieden werden. Ermutigen Sie Ihre MitarbeiterInnen also darin, auch weiterhin mit Ihrer PraxismanagerIn Entscheidungen zu treffen und nicht, nur weil Sie anwesend sind, wieder die Praxisleitung zu fragen. Bloß nicht rückfällig werden!

Haben Sie eine vertrauensvolle PraxismanagerIn gefunden, sollten Sie ihr eine Vollmacht für bestimmte Angelegenheiten geben, damit sie eine gewisse Entscheidungsfreiheit besitzt. Haben Sie keine Angst, dass diese ausgenutzt wird und Ihr Geld zum Fenster herausgeworfen werden könnte. Wir haben eher die Erfahrung gemacht, dass unsere Angestellten kritischer mit Ausgaben umgehen als wir Chefs. Bei uns entstand diese Prokura aus der Situation heraus, dass während unseres Urlaubs eine Turbine kaputtgegangen war. Daraufhin ging ein Kostenvoranschlag für die Reparatur in der Praxis ein. Allerdings wusste keine unserer MitarbeiterInnen, ob die Turbine nun repariert oder eine neue gekauft werden sollte. Um uns während unseres Urlaubs nicht mit dieser Angelegenheit zu behelligen, wurde die Entscheidung bis zu unserer Rückkehr aufgeschoben. Schlecht, denn jetzt fiel das Fehlen der Turbine auf. Die Reparaturprokura lautet bei uns seitdem: „Kostet die Reparatur mehr als 80 Prozent des Neupreises, dann Neukauf, sonst Reparatur." Dadurch ist gewährleistet, dass eine Reparatur bereits bei unserer Rückkehr vollzogen ist. Zudem werden wir seither (auch wenn wir vor Ort sind) nicht ständig gefragt, ob wir reparieren oder neu bestellen sollen. Einmal genau besprochen, erklärt und abgestimmt, und Sie haben für die Zukunft an Zeit gewonnen.

Dafür kommt vermutlich ein anderer schwerer Schritt auf Sie zu, wenn Sie eine PraxismanagerIn eingestellt haben. Sie müssen loslassen! Loslassen von all den Dingen, die Sie bisher selbst ausgeführt haben. Warum das Loslassen eine schwierige Angelegenheit werden kann? Nun, Sie haben die Dinge bisher stets zu Ihrem Wohl ausgeführt. Jetzt müssen Sie der Kompetenz Ihrer PraxismanagerIn vertrauen. Denn letztlich wissen Sie nicht, wie sie die

Dinge angeht. Aber Sie können sich absichern. Geben Sie das Ziel der Aufgabe klar vor, aber überlassen Sie Ihrer PraxismanagerIn den Weg zum Ziel.

Wenn Sie möchten, dass Ihre MitarbeiterIn lernt so zu entscheiden, wie Sie es tun würden, müssen Sie dies mit ihr gemeinsam besprechen. Erst wenn sie ein Gespür für Ihre Denkweise bekommt, kann sie auch danach handeln. Wir haben deshalb zunächst jede Aufgabe mit unserer neuen PraxismanagerIn abgeglichen. Das bedeutet, dass wir uns angehört haben, wie sie in einer Situation handeln würde, und ihr schließlich aufgezeigt haben, wie wir in derselben Situation entscheiden würden.

Ein ganz wichtiger Punkt in diesem Zusammenhang ist Sicherheit. Vermitteln Sie Ihrer PraxismanagerIn diese. Erlauben Sie ihr, Fehler zu machen. Dadurch merken beide Seiten, an welchen Stellen noch gearbeitet werden muss und welche Defizite noch ausgeglichen werden sollten. Wir handhaben es dabei immer so, dass eine Entscheidung seitens unserer PraxismanagerIn für uns in Ordnung ist, sofern sie ihre Entscheidung erklären und begründen kann. Auch wenn wir in manchen Fällen anders entschieden hätten, bestärken wir unsere PraxismanagerIn in ihrer Vorgehensweise. So hat sie weniger Angst, Fehlentscheidungen zu treffen. Führen Sie sich immer wieder vor Augen: Selbst wenn Ihre PraxismanagerIn eine andere Entscheidung trifft, als Sie es getan hätten, es muss sich dadurch nicht automatisch um eine Fehlentscheidung handeln. Wie sagt man so schön: Viele Wege führen nach Rom! Am Ende zählt doch das Ergebnis. Wenn Sie sich damit wohler fühlen, besprechen Sie die Herangehensweisen Ihrer neuen Vertretung an bestimmte Situationen mit ihr, um auch ihre Denkweise nachvollziehen zu können, und erklären Sie ihr danach sachlich, weshalb Sie eine andere Entscheidung getroffen hätten. Wichtig dabei ist, dass Sie ihr nicht das Gefühl vermitteln, böse oder enttäuscht zu sein. Machen Sie ihr keine Vorwürfe, sie hat nach bestem Wissen und Gewissen entschieden. Vermeiden Sie deshalb Sätze wie: „Das müssen Sie so machen!" oder „Das habe ich schon immer so gemacht!" Bieten Sie Ihrer PraxismanagerIn stattdessen an, ihr den bisherigen Weg aufzuzeigen, oder lassen Sie sie einen eigenen Weg finden. Bitten Sie Ihre neue Vertretung, Ihnen ihren Weg vor der ersten Durchführung kurz zu zeigen (siehe dazu: Kompetenzstufen), und schon sind Sie auf der sicheren Seite.

Schreiten Sie erst ein, wenn sich Ihre PraxismanagerIn des Öfteren verläuft. Und bedenken Sie auch hier immer: Möglicherweise findet Ihre Angestellte bei gewissen Aufgaben und Zielen einen schnelleren Weg als Sie. Ist dies der Fall, bestärken Sie ihre Vertretung, indem Sie ihr dafür Ihr Vertrauen schenken. Zweifeln Sie dennoch an Ihrer PraxismanagerIn? Dann trennen Sie sich von ihr. Ihre Unternehmensstruktur funktioniert nur mit Vertrauen. Nicht ohne Grund heißt es: Auf Misstrauen kann man nicht bauen!

Ist Ihre PraxismanagerIn eingearbeitet, kann sie Ihnen nun viele Aufgaben abnehmen. Erwarten Sie für den Fall, dass es eine Angestellten aus dem bereits bestehenden Team ist, nicht, dass sie dies parallel zu ihrer eigentlichen Funktion als Assistenz oder Rezeptionskraft macht. Wenn Sie möchten, dass Sie als ChefIn wirklich entlastet werden, braucht Ihre PraxismanagerIn Zeit. Am besten teilen Sie ihr konkrete Arbeitszeiten für die Managementaufgaben zu. Zudem sollten Sie von Ihrer PraxismanagerIn nicht erwarten, dass sie die Führungsposition zum bisherigen Mitarbeitergehalt erledigt. Sie arbeitet jetzt nicht mehr mit, sondern entlastet Sie als ChefIn. Dementsprechend muss ihr Gehalt ihrer Position angepasst werden.

Der Kompetenzbereich einer PraxismanagerIn ist nicht immer angenehm. Vor allem weil sie Entscheidungen trifft, die nicht von allen MitarbeiterInnen befürwortet werden. Im Falle einer „Beförderung" von einer Assistenz zu PraxismanagerIn muss sie nun auch Entscheidungen gegen KollegInnen treffen. Diesen Punkt sollten Sie bei der Wahl einer PraxismanagerIn im Hinterkopf haben. Auch wenn Ihre MitarbeiterInnen zunächst sagen, dass sie eine PraxismanagerIn aus den eigenen Reihen akzeptieren und keine Probleme damit haben, muss sich Ihre Beförderte mit Beginn ihrer neuen Tätigkeit darauf einstellen, nicht mehr mitten im Team zu sein. Unsere Erfahrung hat leider gezeigt, dass vor allem ältere MitarbeiterInnen eine V-Frau der Chefetage hinter der PraxismanagerIn wittern und ihr deshalb, so gut es geht, aus dem Weg gehen. Ihre Angst ist, Informationen könnten ungefiltert an die Leitung weitergegeben werden. Die Kunst von Ihnen und Ihrer PraxismanagerIn liegt nun darin, der Belegschaft zu vermitteln, dass die neue PraxismanagerIn für alle eine Chance darstellt. Auch sollten Sie

Ihrem Team erzählen und erklären, was Sie in den „Praxismanagement-Sitzungen" besprechen. Damit nicht der Eindruck entsteht, dort würde über jede einzelne MitarbeiterIn gesprochen. Zählen Sie Projekte und Aufgaben auf, die Sie gerade an Ihre PraxismanagerIn übertragen (haben). Ihre MitarbeiterInnen werden staunen, was für Aufgaben im „Backstagebereich" einer Praxis anfallen, von denen sie bisher keine Ahnung hatten.

Hat Ihre PraxismanagerIn ihren Dienst angetreten, erhalten Sie als ChefIn nun mehr Freizeit, sind demnach entspannter im Umgang mit Ihrem Team und Ihre Belegschaft kann ab sofort Probleme auch ohne Sie lösen. Die PraxismanagerIn übernimmt die Konfliktführung, und der schwere Gang zur ChefIn bleibt erspart. Hierbei ist wichtig, dass alle ehrlich miteinander umgehen. Dass dies leider nicht immer der Fall ist, sollten Sie dennoch nicht vergessen. Wichtig ist zudem, dass es keine individuellen Bevorzugungen geben darf. Die Entscheidungen müssen für das Unternehmen getroffen werden. So sollten interne Probleme im Team zunächst mit der PraxismanagerIn besprochen werden, bevor Sie als ChefIn herangezogen werden. Und das Heranziehen sollte auch erst dann erfolgen, wenn die PraxismanagerIn selbst keine Lösung weiß. Verinnerlicht Ihr Team diesen Ablauf, sind Sie als ChefIn nicht mehr die zentrale Problemanlauf- und Lösungsstelle.

Damit indes nicht alle Last auf den Schultern Ihrer PraxismanagerIn liegt, erwarten Sie ruhig auch von Ihrer Belegschaft die aktive Teilnahme an der Lösungsfindung von Problemen. Die Bezeichnung „ZahnarzthelferIn" gehört nicht ohne Grund schon lange der Vergangenheit an. „Zahnmedizinische Fachangestellte" ist die richtige Bezeichnung, denn Angestellte sollten auch eine gewisse Verantwortung übernehmen, statt ausschließlich stoisch nach Vorgaben zu arbeiten. Passiert es Ihnen oder Ihrer PraxismanagerIn trotzdem, dass eine Angestellte ohne Lösungsvorschlag zu Ihnen kommt, gibt es eine einfache Lösung. Fragen Sie: „Was schlagen Sie vor?" oder „Wie würden Sie das Problem lösen, wenn ich nicht da wäre?" Damit spielen Sie den Ball geschickt zurück und animieren Ihre MitarbeiterIn, selbst aktiv zu werden. Positiver Nebeneffekt ist, dass sich Ihre Angestellte wertgeschätzt fühlt, weil Sie an ihrer Meinung interessiert sind.

Präsentiert Ihre MitarbeiterIn einen Lösungsvorschlag, der nicht Ihren Vorstellungen entspricht oder gar kontraproduktiv ist, bedanken Sie sich trotzdem. Selbst wenn Sie innerlich explodieren. Würden Sie nun cholerisch herumschreien, würde zukünftig keine Angestellte mehr zu Ihnen kommen. Die Angst, das nächste Opfer Ihres Wutausbruchs zu sein, wäre zu groß. Eine wütende ChefIn ist ferner nicht nur kontraproduktiv für das teaminterne Verhältnis, sondern auch für die Entwicklung des Unternehmens sowie dessen MitarbeiterInnen. Und seien Sie einmal ehrlich: Sie möchten ja auch, dass man ordentlich mit Ihnen spricht. Explodieren Sie – wenn es sein muss „still" – und erklären Sie Ihrer MitarbeiterIn, warum Sie eine andere Lösung vorziehen würden.

Sie fragen sich nun, wie Sie die Arbeit Ihrer PraxismanagerIn bewerten können? Nun: Am besten hat Ihre PraxismanagerIn immer dann gearbeitet, wenn Sie erst auf einem Meeting mit ihr erfahren, dass es ein größeres teaminternes Problem gab, welches zur Zufriedenheit aller gelöst wurde. Wenn Sie sich an dieser Stelle fragen, warum Sie nichts davon gespürt haben, hat Ihre PraxismanagerIn einen sehr guten Job gemacht.

Um weitere zeitraubende Aufgaben zu definieren, die von Ihrer PraxismanagerIn übernommen werden können, stellen Sie sich bei jeder Aufgabe, die sie selbst erledigen, die Frage: Muss ich das wirklich persönlich erledigen? Sie werden oft, sofern Sie ehrlich mit sich sind und nicht Ihr Ego sprechen lassen, „Nein" sagen. Halten Sie sich nicht für den einzigen funktionierenden Menschen in Ihrer Praxis. Sie haben Ihre MitarbeiterInnen schließlich nicht ohne Grund eingestellt und ihnen somit ein gewisses Vertrauen ausgesprochen. Trauen Sie Ihrem Team ruhig etwas zu. Listen Sie demnach alles auf, was Ihnen Ihre PraxismanagerIn abnehmen kann. Besprechen Sie die Aufgabenliste nach Erstellung mit ihr in einem persönlichen Gespräch. Erwarten Sie dabei aber nicht, dass sie alle Aufgaben sofort perfekt ausführt. Helfen Sie ihr, sich einzufinden. Es ist eine Investition in Ihre Freizeit!

Zur Anregung im Folgenden eine Liste mit einer Auswahl an Aufgaben, die wir an unsere PraxismanagerIn übertragen haben:

- Arbeitszeiterfassung bearbeiten
- Urlaubspläne erstellen
- Urlaube genehmigen
- neue MitarbeiterInnen einarbeiten
- neuen MitarbeiterInnen die ersten Tage erleichtern
- Kommunikation mit der Zahnärztekammer und Berufsschule bei Auszubildenden
- Personalgespräche vorbereiten
- Feedback-Gespräche führen
- praxisinterne Fortbildungen planen und koordinieren
- Kommunikation mit dem Dental Depot bei Reparaturen
- Einkäufe jeglicher Art
- Kontrolle aller Abläufe
- Stimmungskontrolle im Team
- Bürokratie bei schwangeren MitarbeiterInnen

Im folgenden Unterkapitel habe ich nun zwei Beispielaufgabenbereiche einer PraxismanagerIn herausgepickt, um Ihnen aufzeigen zu können, worauf Sie bei der Einstellung und Einarbeitung einer solchen achten sollten.

Kann (mal) einer die Leitung der Teamsitzung übernehmen?

Je nach Größe Ihres Teams ist es sinnvoll, Teamsitzungen wöchentlich oder alle zwei Wochen durchzuführen. Die Leitung der Teamsitzung und deren Protokollierung übernimmt bei uns die PraxismanagerIn. Sie führt durch die Besprechung. Sie ist es auch, die im Vorfeld entscheidet, ob ein Thema wirklich für alle Teammitglieder relevant ist oder ob es ausreicht, eine Lösung im kleinen Kreis zu finden. Reicht eine kleine Runde zur Problemlösung aus, werden die übrigen MitarbeiterInnen lediglich in der Teamsitzung über die Lösung informiert.

Damit sich unsere Angestellten gut auf die Teamsitzung vorbereiten können, haben wir eine allen MitarbeiterInnen zugängliche Liste erstellt, auf der sie Punkte für das Teammeeting notieren können. Diese Liste hat sich als äußerst hilfreich erwiesen und ist bei uns in der EDV hinterlegt. So kann jede Angestellte von jedem Computer aus darauf zugreifen und jederzeit ihre thematischen Anregungen hineinschreiben. Durch die Öffentlichkeit der Liste kann zudem jede MitarbeiterIn die Themen einsehen und sich im Vorfeld des Meetings Gedanken dazu machen. Aus diesem Grund wird bei uns jeder Eintrag mit einem Personenkürzel versehen. So weiß unsere PraxismanagerIn bei Rückfragen, welche KollegIn welches Thema auf der Liste hinzugefügt hat. Ferner handhaben wir es so, dass die jeweilige MitarbeiterIn ihr Thema in der Sitzung selbst vorträgt. Das hat einen einfachen Grund: Meistens kann sie als BeobachterIn des Problems den Missstand am besten beschreiben.

Vielleicht kennen Sie das auch: Sie haben etwas auf der Teamsitzung besprochen und eine Lösung dafür gefunden, doch ein paar Wochen später kann sich die eine oder andere MitarbeiterIn nicht mehr daran erinnern? Oder sie weiß nicht mehr, was genau besprochen wurde? Folglich ist nicht nur die Organisation und Vorbereitung ein wichtiger Punkt in Sachen Teamsitzung. Das Verstehen und Behalten der besprochenen Informationen ist ebenso von Belang. Bei uns bekommt deshalb jede MitarbeiterIn ein Notizbuch. Dieses hat jede MitarbeiterIn in der Teambesprechung bei sich zu tragen, um wichtige Informationen mitzuschreiben. Natürlich ist jeder Angestellten selbst überlassen, welche Mitteilungen sie für wichtig erachtet und notiert. Dadurch entsteht ein individuelles Nachschlagewerk für jede MitarbeiterIn.

Kann (mal) jemand aushelfen, ich bin krank!

Wie sind Ihre innerbetrieblichen Richtlinien für eine Krankmeldung? Sind allen MitarbeiterInnen diese Regeln bekannt? Gibt es diese Regeln schriftlich? Bisher gingen Krankmeldungen an Sie als ChefIn? Wieso eigentlich? Und bis zu welcher Uhrzeit muss sich eine MitarbeiterIn bei Ihnen krank melden?

Für eine einheitliche Herangehensweise sollten Sie eine eindeutige Arbeitsanweisung (AA Krankmeldung) erstellen. Dies ist auch im Hinblick auf Ihr Qualitätsmanagement von Vorteil. Wenn Sie noch keine solche Arbeitsanweisung besitzen, sollten Sie diese Aufgabe schnellstmöglich delegieren und erledigen lassen.

Übertragen Sie das Aufgabenpaket „Krankmeldung" Ihrer PraxismanagerIn. Folglich sollten Sie zu allererst festlegen, dass ab sofort nur noch Ihre PraxismanagerIn Krankmeldungen entgegennimmt. Legen Sie für den Ablauf von Krankmeldungen zudem ein paar Grundregeln fest. Diese könnten wie folgt aussehen:

Ist eine MitarbeiterIn morgens erkrankt, meldet sie sich persönlich telefonisch bis spätestens 1,5 Stunden vor Dienstbeginn bei Ihrer PraxismanagerIn krank. Diese organisiert daraufhin eine Krankheitsvertretung. Ferner verändert sie, sollte dies notwendig sein, den Dienstplan für den entsprechenden Tag. Erforderlich wird dies beispielsweise, wenn eine spezialisierte Fachkraft aus der Zahnarztassistenz in die Prophylaxe wechseln muss. Folglich muss die betreffende KollegIn über die Veränderung informiert werden. Gleichzeitig muss die Vertretung wissen, wo genau sie eingesetzt wird.

Darüber hinaus sollten Sie die Art der Meldung definieren. Der Trend, sich per Textnachricht krank zu melden, nimmt immer mehr zu. Akzeptieren Sie dieses Vorgehen nicht! Warum? Bei uns muss eine Krankmeldung persönlich per Telefon übermittelt werden, damit Rückfragen gestellt werden können. Etwa, ob die erkrankte MitarbeiterIn schon abschätzen kann, wie lange sie ausfällt.

Zur Veranschaulichung noch ein Beispiel:
Über Krankmeldungen nachts um halb drei habe ich mich immer gewundert. Denn wenn ich nachts erkrankt im Bett liege, kann ich noch nicht abschätzen, ob ich auch am nächsten Morgen immer noch nicht arbeitsfähig sein werde. Ferner würde ich in solchen Situationen auf die Vorzüge der Pharmaindustrie zurückgreifen, um irgendwie um acht Uhr im Unterneh-

men zu sein. Aber gut, das ist natürlich jedem selbst überlassen. Dennoch: Was nutzt Ihnen oder Ihrer PraxismanagerIn diese Information um halb drei Uhr nachts? Allenfalls raubt Ihnen diese Kurznachricht Ihren Schlaf, weil Sie mitten in der Nacht über eine mögliche Lösung grübeln. Anrufen und fragen, ob die eine oder andere MitarbeiterIn einspringt, können Sie um diese Uhrzeit natürlich nicht. Legen Sie deshalb fest, wann Krankmeldungen zeitlich zu erfolgen haben. Wenn morgens zwischen sechs und halb sieben Uhr festgelegt ist, weiß Ihre PraxismanagerIn aufgrund des Zeitfensters bereits beim Klingeln des Telefons, was los ist.

Ferner sollten Sie in Ihr Regelwerk aufnehmen, wann sich die Erkrankte bei Ihrer PraxismanagerIn gesund melden muss, beziehungsweise wann sie sich wie melden muss, um ihre Genesungsfortschritte und die Dauer ihrer Erkrankung mitzuteilen. Hierbei sollten Sie beachten, dass Ihre PraxismanagerIn genügend Zeit haben muss, die nächsten Tage neu zu koordinieren. Ferner muss Ihrer PraxismanagerIn klar sein, dass sie im Notfall selbst eine Doppelschicht schieben oder an einem freien Tag einspringen muss.

Auch sollten Sie festlegen, ab wann eine MitarbeiterIn eine Arbeitsunfähigkeitsbescheinigung erbringen muss. Schießt Ihnen jetzt sofort der Gedanke „ab dem ersten Tag" in den Kopf? Das ist Arbeitgebersicht und würde bedeuten, dass sich Ihre Angestellten für jeden kleinen Schnupfen direkt von einer ÄrztIn krankschreiben lassen müssten. Der Aufwand mag vielleicht abschrecken. Es könnte aber auch passieren, dass eine MitarbeiterIn, die sich in diesem Fall nur zwei Tage zuhause erholen würde, auf einmal die ganze Woche krankgeschrieben wird. Überlegen Sie also genau, wie Sie entscheiden. Wir fordern eine Krankmeldung ab dem zweiten Tag.

Ihnen erscheinen diese klaren Arbeitsanweisungen (AA) pingelig? Glauben Sie mir, Sie haben damit einen entscheidenden Vorteil: Sie können sicher sein, dass Ihr Unternehmen auch während Ihrer Abwesenheit oder im Krankheitsfall einer MitarbeiterIn weiter funktioniert.

Beachten Sie ferner, dass auch Ihrer PraxismanagerIn Urlaub zusteht oder dass auch sie einmal krank sein könnte. Sie benötigen demnach eine Vertretung. Ob Sie selbst die Vertretung übernehmen oder eine weitere MitarbeiterIn einarbeiten, obliegt Ihrer Entscheidung.

Nachwort: Kann das (mal) einer ... stopp ... geregelt!

Sie haben es geschafft! Vielen Dank für Ihr Interesse an all meinen Tipps und Hinweisen für einen reibungsloseren Praxisablauf.

Ich hoffe, Sie konnten sich in der einen oder anderen Geschichte wiederfinden. Wenn Sie zudem hin und wieder sagen konnten: „Schön, dass Herr Kaul diesen Fehler bereits vor mir gemacht hat. Jetzt kann ich daraus profitieren und muss den gleichen Fehler nicht auch machen!“, freut mich das besonders, denn dann ist das Vorhaben dieses Buches geglückt. Ziehen Sie so viel Profit aus unseren Anekdoten und Lösungsansätzen wie irgendwie möglich. Natürlich werden Sie unsere Lösungswege nicht 1:1 übernehmen können, sondern müssen diese an Ihre eigene Praxisstruktur anpassen. Mein Hauptanliegen war es aber ohnehin, Ihnen möglichst viele Impulse mitzugeben, die Sie im besten Fall noch verbessern. Nehmen Sie das Buch ruhig immer wieder zu Hand, wenn Sie neue Ideen benötigen, damit Ihr Unternehmen auch dann läuft, wenn Sie als ChefIn nicht vor Ort sind.

Wir werden in unserem Studium in allen möglichen Bereichen der Zahnheilkunde ausgebildet. Mit dem Staatsexamen werden wir dann in die Dentalbranche entlassen. Was mir persönlich in diesem Studium gefehlt hat? Ich hatte keinen einzigen Kurs, der mich auf eine Selbstständigkeit vorbereitet hat. Niemand hat mir im Studium gesagt, wie ich eine Praxis aufbaue oder an was ich alles denken muss, wenn ich von einem Tag auf den andere vom „Angestellten" zum „Inhaber" werde. Mir war bei der Praxisübernahme natürlich bewusst, dass dies ein riesiger Schritt ist. Die wirklichen Dimensionen meiner Verantwortung wurden mir jedoch erst so richtig klar, als ich mittendrin steckte.

Plötzlich sind Sie in der Position, dass unangenehme Fragen auf Sie abgewälzt werden. Und ab sofort sind Sie derjenige, der nach Feierabend noch Besorgungen machen muss. Ganz zu schweigen von finanziellen Belangen, für die plötzlich Sie verantwortlich sind. Da kann es schon passieren, dass man teilweise den Wald vor lauter Bäumen nicht mehr sieht. So vieles taucht auf, was es zu regeln und zu bedenken gibt. Auch engste MitarbeiterInnen bekommen nicht wirklich mit, was man als ChefIn außerhalb der Anwesenheit in der Praxis für das Unternehmen leistet. Allein die Gedanken, die einem als InhaberIn täglich durch den Kopf schwirren, rauben Energie, Zeit und Freizeit. Ich zumindest empfand es damals als große Last, die über Nacht auf meinen Schultern lag. Die Verantwortung für Praxis, MitarbeiterInnen, deren Familien und PatientInnen ist eben nicht zu unterschätzen.

Wie Sie den Ablauf und die Aufgaben als ChefIn von Anfang an hätten besser machen können, erfahren Sie häufig nur aus Fehlern, die Sie gemacht haben. Ich für meinen Teil habe etliche Fehler machen müssen, um meine Praxis so gut zu strukturieren, wie sie jetzt aufgestellt ist. Es hat eine Weile gedauert, die kleinen Ärgernisse des Alltags und die vielen kleinen Zeitfresser zu vermeiden. Ja, es hat seine Zeit gebraucht, bis ich in meine Verantwortung als Chef hineingewachsen bin. Und genau aus diesem Grund und wegen all der scheinbaren Kleinigkeiten habe ich nun beschlossen, dieses Buch zu schreiben und allen, die es hören und lesen möchten, ein paar nützliche Tipps mit auf ihren eigenen Weg zu geben.

Erst neulich traf ich eine angestellte ZahnärztIn, die sich selbstständig machen will, weil sie sich in ihrem Anstellungsverhältnis ungerecht behandelt fühlt. Sie findet es ungerecht, der Praxis jeden Tag ihre volle Arbeitskraft zur Verfügung zu stellen, während ihre ChefIn viel weniger in der Praxis arbeite als sie und dabei am Ende viel mehr verdienen würde. Mir stockte bei ihrer Aussage der Atem und ich wollte heftig widersprechen. Ich besann mich jedoch und stellte stattdessen die Frage, ob sie schon einmal darüber nachgedacht habe, wer sich darum gekümmert hat, dass ihr Behandlungsstuhl überhaupt gekauft wurde? Dass sie eine Assistenz an Ihrer Seite hat? Dass Wasser aus der Turbine kommt? Dass sie PatientInnen zum Behandeln hat? Dass ihr Gehalt pünktlich gezahlt wird? Und wer hält ihrer Meinung nach den Kopf für ihre Abrechnungen, ihr zahnmedizinisches Können oder auch einmal Nichtkönnen hin? Die junge ZahnärztIn machte große Augen, beharrte aber auf ihrer Annahme, dass die ChefIn genau wie sie Feierabend habe, wenn sie die Praxis verlässt. Leider ist dieser Gedanke unter Angestellten weit verbreitet! Auf der anderen Seite hingegen sinkt die Bereitschaft und das Interesse an einer Selbstständigkeit immer mehr. Die Anzahl derer, die Verantwortung übernehmen wollen, wird immer weniger. Und trotzdem wird von ihnen ein Gehalt erwartet, das genauso hoch ist wie das des Risikoträgers. Ein weiterer Grund, weshalb ich mich entschieden habe, dieses Buch auf den Weg zu bringen.

Ich hoffe, ich konnte Ihnen Lösungsansätze für gewisse Vorgänge oder Szenarien aufzeigen, die Ihren Tatendrang beleben. Deshalb noch ein kleiner Tipp am Ende dieses Buches: Wenn Sie bestimmte Punkte aus diesem Buch umsetzen möchten, dann tun Sie es innerhalb der nächsten drei Tage. Warum? Jetzt ist Ihnen das Thema noch sehr präsent und Sie sind voller Elan. Warten und verschieben ist oft der erste Schritt, etwas nie zu tun. Starten Sie stattdessen sofort eine neue Zeitrechnung und lassen Sie sich nicht von möglichen Sätzen wie „Schon klar Chef, funktioniert sicher irgendwo, aber nicht bei uns!“ von Ihrem Vorhaben abbringen. MitarbeiterInnen, die Ihnen so etwas entgegnen, wollen einfach nicht aus Ihrer „Komfortzone“ treten, weil es „ja auch so funktioniert“. Wenn Sie mehrere Punkte zur Veränderung planen, dann erstellen Sie eine „Hitliste“. Versehen Sie die einzelnen Punkte dabei mit einem Datum, bis wann Sie diesen Punkt umgesetzt haben wollen/müssen. Ohne Deadline funktioniert es nicht und zieht sich ewig hin.

In diesem Zusammenhang sei auch darauf hingewiesen, dass Sie selbst jede Veränderung mitgehen und vorleben müssen. Wenn Sie beispielsweise täglich zu spät in Ihre Praxis kommen, können Sie keine Pünktlichkeit von Ihren MitarbeiterInnen verlangen. Setzen Sie sich nicht auf ein hohes Ross und sagen: „Ich bin ChefIn, ich darf das!“. Es ist Ihr Unternehmen, Ihr „Laden“, und Sie leben die Philosophie vor. Gehen Sie also als gutes Beispiel voran und zeigen Sie den neuen Weg!

Was ich zum Schluss auch nochmals anmerken möchte: Ich will mit diesem Buch keinesfalls alle MitarbeiterInnen über einen (schlechten) Kamm scheren. Angestellte decken lediglich mit ihrem Verhalten die Schwächen in IHRER Praxisstruktur auf. Sie halten Ihnen als Chef den Spiegel vor! Seien Sie also dankbar, wenn Ihre MitarbeiterInnen Missstände aufspüren und Sie zur Verbesserung „zwingen“.

Auch sollten Sie sich immer vor Augen halten, dass nicht jede in Ihren Augen unnötige oder falsche „Tat“ einer MitarbeiterIn von ihr auch so gewollt ist. Versuchen Sie deshalb, manche Geschehnisse emotional nicht überzubewerten. Betrachten Sie die Dinge so gut es geht objektiv. Fragen Sie nach Gründen für bestimmte Verhaltensweisen Ihrer Angestellten. Oft klären sich Situationen als Missverständnisse auf. Sicherlich birgt die eine oder andere Situation eine gewisse Emotionalität. Das ist ganz natürlich und auch erlaubt, denn auch wir als Oberhäupter unseres Teams sind nur Menschen!

Wenn Sie noch Fragen oder auch weiterführende Ideen und Impulse haben, schreiben Sie mir eine E-Mail an: ak@gesundes-lachen.de. Ich freue mich, von Ihnen zu hören!

Und denken Sie immer daran: **Sie sind nicht nur ChefIn! Ihre Familie hat auch ein Recht auf Sie!**